일러스트로 이해하는

고령자의 몸과 마음

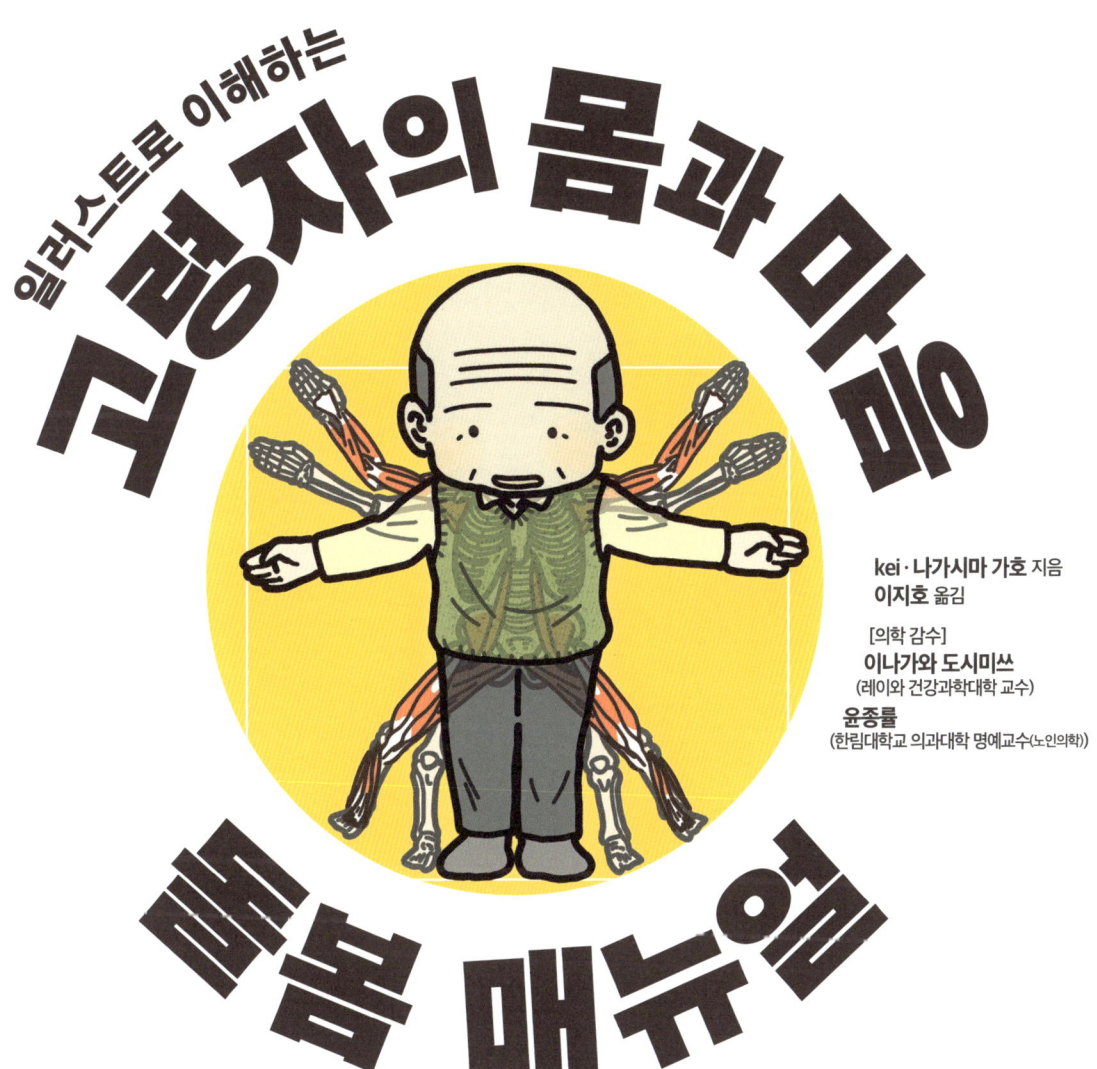

돌봄 매뉴얼

kei · 나가시마 가호 지음
이지호 옮김

[의학 감수]
이나가와 도시미쓰
(레이와 건강과학대학 교수)

윤종률
(한림대학교 의과대학 명예교수(노인의학))

한스미디어

추천의 글

윤종률

한림대학교 의과대학 명예교수(노인의학)
(전) 대한노인병학회, 한국장기요양학회 회장

누구나 생애 마지막까지 건강하게 생활하다가 평소 살아온 집에서 평안하게 죽음과 마주하게 되기를 바란다. 그러나 우리 대부분의 현실은 그렇지 못하다. 중장년기부터 발생한 만성 질환이 하나씩 쌓이면서 80대쯤 되면 4~5가지 이상의 질병 때문에 병의원을 오가는 것이 일상이 된다. 더 나아가 시간이 지날수록 노쇠가 진행되어 낙상과 골절, 뇌졸중, 파킨슨, 암, 치매 등의 중증 질환으로 입원하는 경우가 잦아지고, 결국 몸과 정신이 뜻대로 움직이지 않는 기능 저하까지 생기고 만다. 이렇게 일상생활을 유지하기 어려워지면 요양원이나 요양병원에 갈 수밖에 없는 것일까?

비록 몸과 마음에 병이 생겨 독립적인 일상생활이 어려워지더라도 시설이나 병원에 갇힌 듯 지내다가 죽음을 맞이하기보다는 누군가의 돌봄을 받더라도 내 집에서 지내고 싶어 하는 것이 우리 모두의 마음이다. 이를 '삶터에서 늙어가기(Aging In Place; AIP)'라고 하는데, 고령사회에서 생애를 바람직하게 마무리하고 싶은 이들의 목표가 되고 있다.

이 책은 고령자 스스로 혹은 기능장애가 생긴 고령자를 돌보는 돌봄자에게 노화에 따른 몸과 마음의 변화, 거동 능력의 감퇴, 노인성 질병의 발생기전 등에 대해 설명하는 것은 물론 고령자가 '삶터에서 늙어가기' 위해 도울 수 있는 최선의 방안은 무엇인지 그림과 함께 쉽게 설명한 재미있고 독특한 책이다. 특히 기능장애가 생긴 허약한 고령자들을 질병과 증상 중심으로만 해석해 대응하려는 현재의 의료인들이나 돌봄자들에게, 고령자 당사자의 입장에서 헤아려보게 하는 사람 중심 돌봄의 실현을 위한 구체적인 지침서 역할을 한다.

예를 들어, 일어서기와 움직임이 어려워진 고령자를 무조건 힘으로 부축하는 것이 아니라 가급적 본인 스스로 할 수 있도록 하려면 어떻게 도와줘야 하는지, 보행 보조를 위해 무작정 지팡이나 워커를 사다 주는 것보다 더 적절한 도움은 무엇인지, 병원에서 갓 퇴원하여 허약해진 노인이 다시 일상생활을 할 수 있게 하려면 집안 환경을 어떻게 고쳐야 하는지 등의 실천적인 지침은 다른 곳에서는 쉽게 배울 수 없는 내용들이다.

이 책에는 일본의 주간보호와 재활 현장에서 오랫동안 활동하면서 몸으로 체득한 중요한 지식과 기술들이 풍부하게 포함되어 있다. 물리치료사가 저술한 것이라 믿기 어려울 정도로 노인의학적으로 충분히 검증된 내용들이어서 우리나라의 돌봄 제공자들과 보건의료인들에게도 기꺼이 숙독해 보실 것을 추천하고 싶다.

윤종률
서울대학교 의과대학을 졸업하고 서울대학교 보건대학원 보건학 석사와 고려대학교 예방의학 박사를 취득한 후 미국 콜로라도대학병원의 노인의학센터와 항노화연구소에서 연수 과정을 밟았다. 한림대학교 의과대학 가정의학교실 교수로 20여 년간 노인병 클리닉을 담당하며 노인의학 분야 전문가로서 활동하였고, 대한노인병학회 이사장과 회장, 한국장기요양학회 회장, 노인과학술단체연합회 회장을 역임하였다. 2023년 정년 퇴임 후 재택의료센터 돌봄의원에서 거동 불편 고령자를 위한 방문 진료 의사로 활동하면서, 한림의대 가정의학교실 명예교수 및 노인병학회 이사로서 재택의료 활성화와 노인병 전문 인력 양성을 위해 지속적으로 노력하고 있다. (재)돌봄과 미래 교육 연수위원으로 돌봄아카데미 강사로도 활동 중이다.

고령자가 '왜 그러는지' 알면
정말 중요한 것이 보인다!

사람의 몸과 마음은 나이가 들면서 점차 변한다. 따라서 고령자의 몸과 마음이 어떤 상태인지 제대로 알고 있어야 고령자 가족, 이웃, 지인, 돌봄 서비스 이용자 모두와 신뢰 관계를 쌓을 수 있다.

고령자와의 사이에 가로막힌 '보이지 않는 벽'을 뛰어넘을 수 있다

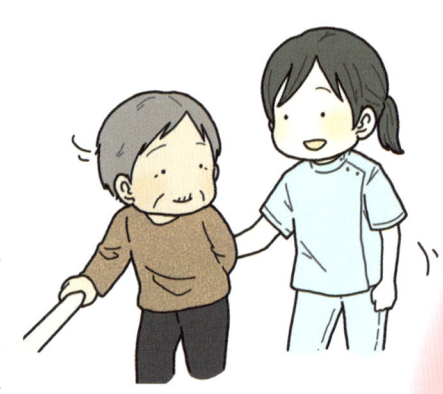

고령자를 간병하기 위한 지식은 충분한데, 돌봐야 하는 고령자가 마음을 열지 않는 경우가 있다. 이 보이지 않는 벽을 뛰어넘으려면 고령자의 뇌와 몸, 마음이 어떻게 변하는지 이해할 필요가 있다. 고령자가 왜 그런 행동을 하는지 제대로 이해해야 비로소 신뢰를 쌓을 수 있기 때문이다.

자신에게 맞는 방식으로 자유롭게 읽으면 된다

이 책에는 고령자를 돌볼 때 필요한 대부분의 정보가 담겨 있다. 고령자가 처한 상황을 좀 더 깊이 이해하고 싶다면 일러스트를 참고하면서 내용을 전체적으로 꼼꼼하게 읽고, 현재 곤란을 겪고 있는 문제를 곧바로 해결하고 싶다면 목차에서 필요한 부분을 찾아서 읽는 방식으로 자신이 처한 상황에 맞게 활용하면 된다.

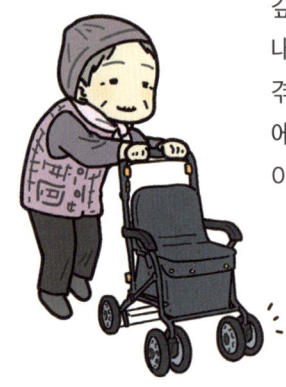

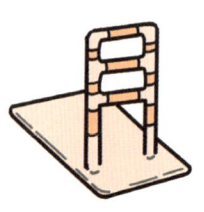

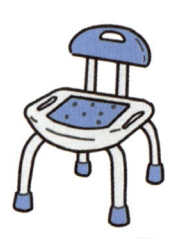

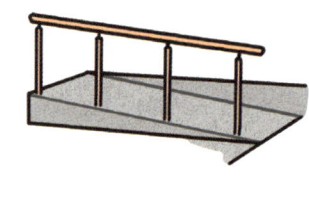

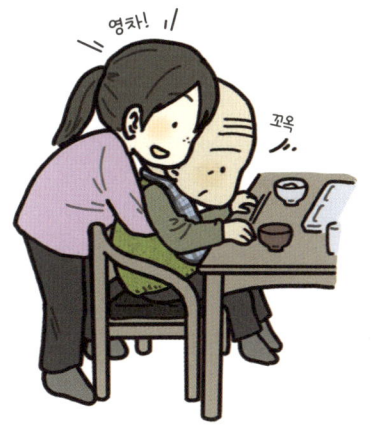

고령자에 대한 이해가 깊어지면 쉽게 공감할 수 있다

고령자의 뇌와 몸의 구조를 이해하면 고령자가 하는 말이나 행동 배경, 주의해야 할 리스크를 폭넓은 시각에서 바라볼 수 있다. 이 책을 읽고 나이가 든 다음에 찾아올 수 있는 고령자의 부정적인 면에 대해 이해한다면 이를 함께 극복하려는 의지가 생길 것이다.

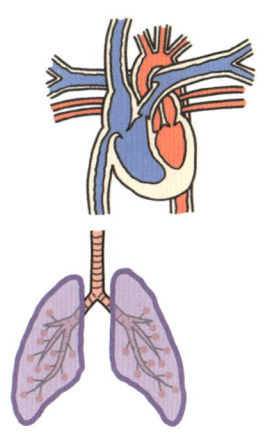

고령자 돌봄의 '카운슬러'처럼 활용하자

고령자를 돌보다가 난감한 상황이 닥쳤을 때 혹은 답답해서 숨이 막힐 것 같을 때, 이 책을 펼쳐서 '마음을 터놓고 의지하며, 고민을 함께 나누는' 카운슬러처럼 활용했으면 한다.

고령자 돌봄이 필요한 모든 사람의 필독서

고령자 돌봄을 시작한 시점부터 돌봄 부담이 커진 시점까지, 각자 처한 다양한 상황에 맞게 활용할 수 있다는 것이 이 책의 장점이다. 병원이나 돌봄 현장에서 처음 일하는 사람은 물론 고령자 돌봄 문제로 고민하는 모든 사람이 반드시 읽어야 할 책이다.

이 책을 이용하는 법

이 책은 고령자의 몸과 마음에 관해 상세한 일러스트로 소개하면서 알기 쉽게 설명했다. '그게 뭐였더라?' 하는 생각이 들 때마다 사전처럼 찾아봐도 되고, 한번 죽 훑어 보고 돌봄에 관해 필요한 지식을 얻어도 된다. 이 책은 고령자를 상대해야 하는 다양한 상황에서 유용하게 쓰일 수 있다.

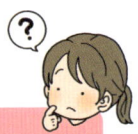

몸에 관한 **기본 지식**을 알고 싶다

Part 1　고령자의 **몸**에 관하여

나이가 들면서 일어나는 몸의 변화를 알기 쉽게 설명했다.
함께 궁금증을 해결해 나가자!

Part 2　고령자의 **움직임**에 관하여

고령자 특유의 움직임은 '왜 나타나는 걸까?'
함께 이해해 보자!

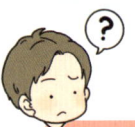

병과 그 **원인**에 관해서 알고 싶다

Part 3　고령자에게 많은 **병**과 **약**에 관하여

고령자가 많이 걸리는 병에 관해 알아본 다음
고령자의 상태를 이해하며 돌보자!

Part 4　고령자의 **치매**와 **마음**에 관하여

치매의 증상에 관한 만화를 보면서 공부한 다음
돌봄에 활용하자!

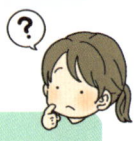

일상생활에 도움이 되는 **지식**

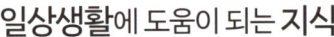

Part 5　고령자와의 **생활**에 관하여

편안한 일상생활을 누리기 위해
알아 두면 도움이 되는 정보가 가득!

이 책의 특징

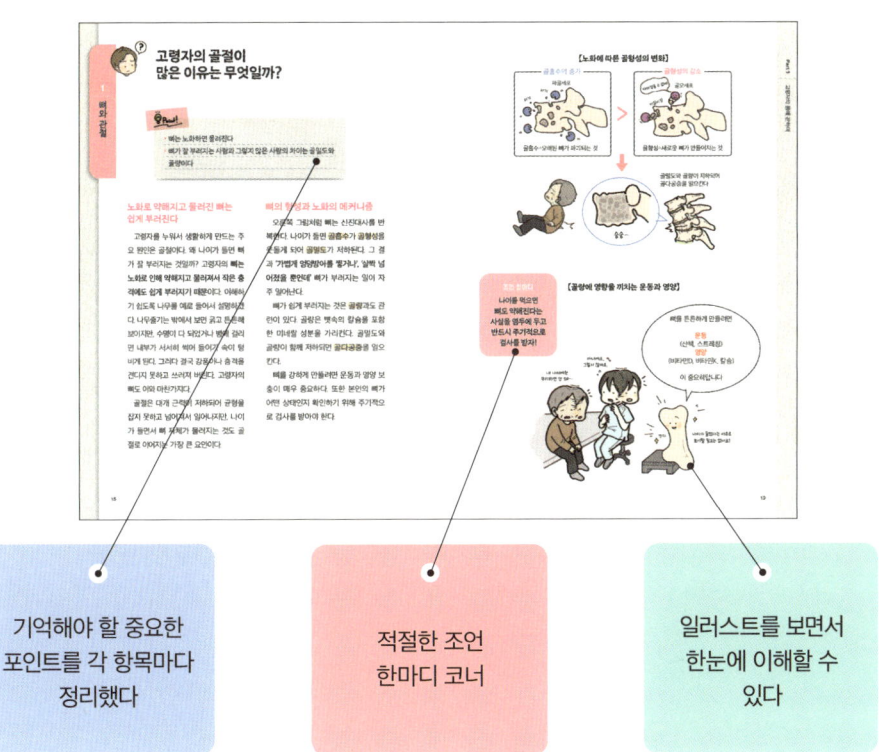

기억해야 할 중요한
포인트를 각 항목마다
정리했다

적절한 조언
한마디 코너

일러스트를 보면서
한눈에 이해할 수
있다

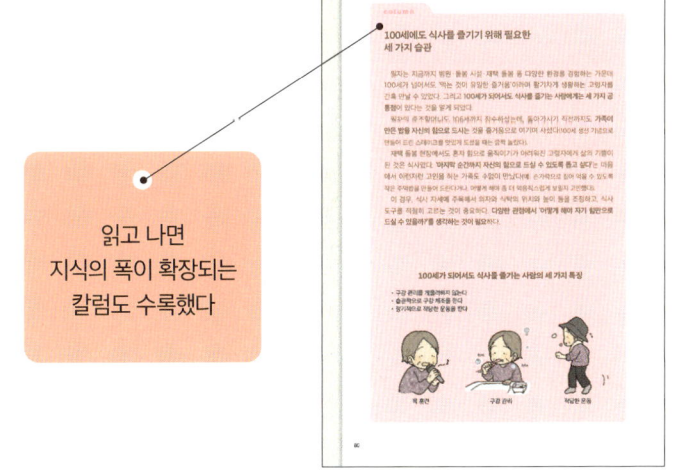

읽고 나면
지식의 폭이 확장되는
칼럼도 수록했다

목차

Part 1 고령자의 **몸**에 관하여

1 │ **뼈와 관절** ············· 18

고령자의 골절이 많은 이유는 무엇일까?

관절이 아픈 이유는 무엇일까?

등이 굽는 사람과 굽지 않는 사람의 차이

등이 굽은 사람을 돌보기 전에 알아야 할 리스크와 대처법

column 고령자의 '꼬부랑 허리'와 아이의 '새우등'은 무엇이 다를까?

2 │ **근육** ············· 26

약해지기 쉬운 고령자의 근육은?

일주일 동안 누워서 생활하면 근력이 몇 퍼센트나 약해질까?

노쇠·운동기능저하 증후군·근감소증·비사용 증후군은 결국 무엇이 다를까?

3 │ **뇌·신경계** ············· 32

고집스러운 성격이나 의욕 저하는 '전두엽'의 위축이 원인

건망증이나 말이 금방 나오지 않는 것은 '측두엽' 위축이 원인

반응이 느려지는 이유는 무엇일까?

땀을 잘 흘리지 않아 온열질환에 걸리기 쉬워지는 이유는 무엇일까?

Part 2

고령자의
움직임에 관하여

Part 3

고령자에게 많은
병과 약에 관하여

Part 1

고령자의
몸에 관하여

젊은 사람과 고령자의 몸은 어떻게 다를까?

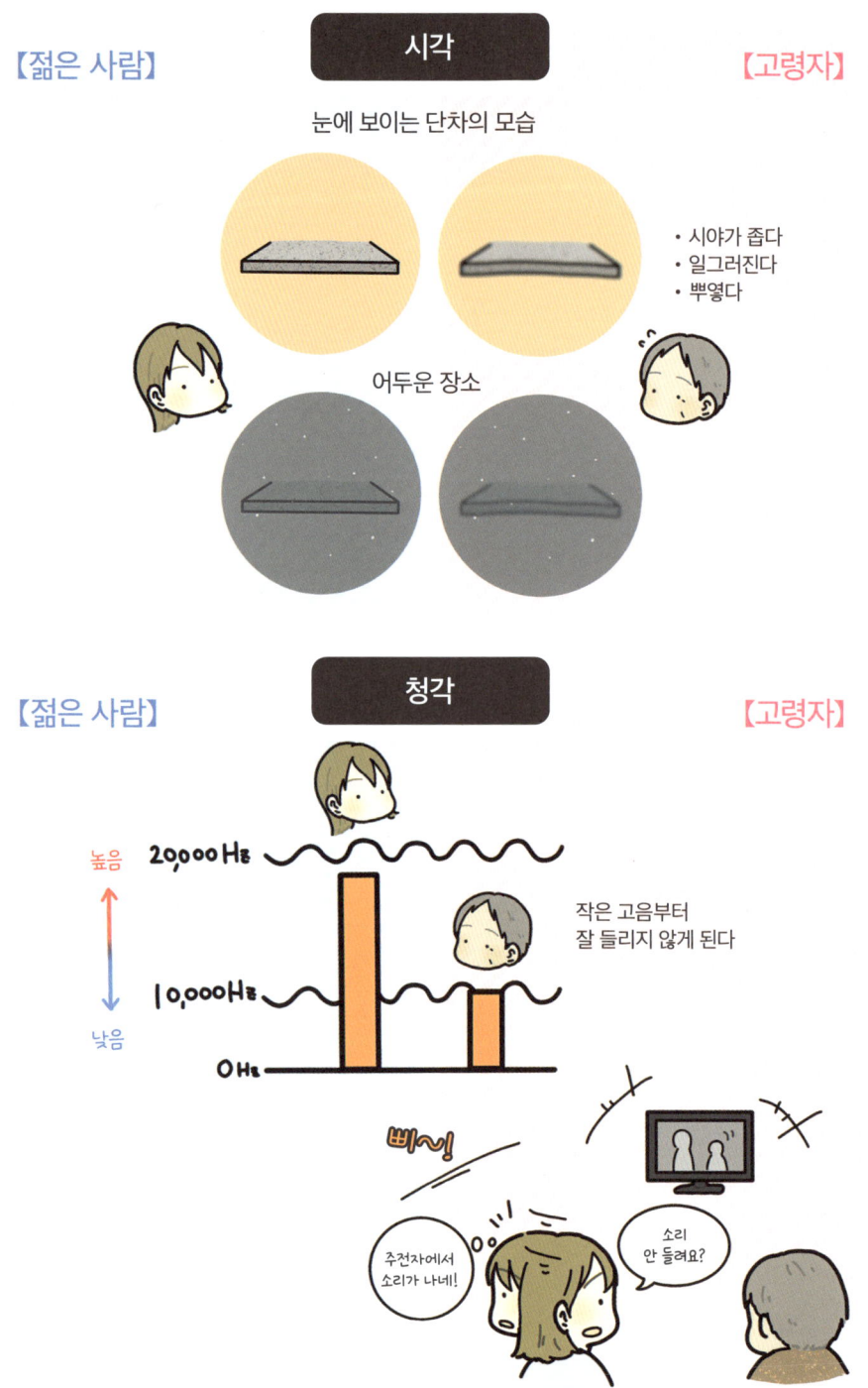

시각

【젊은 사람】　　　　　　　　【고령자】

눈에 보이는 단차의 모습

· 시야가 좁다
· 일그러진다
· 뿌옇다

어두운 장소

청각

【젊은 사람】　　　　　　　　【고령자】

높음
20,000Hz

10,000Hz

낮음

0Hz

작은 고음부터
잘 들리지 않게 된다

삐~!

추전자에서
소리가 나네!

소리
안 들려요?

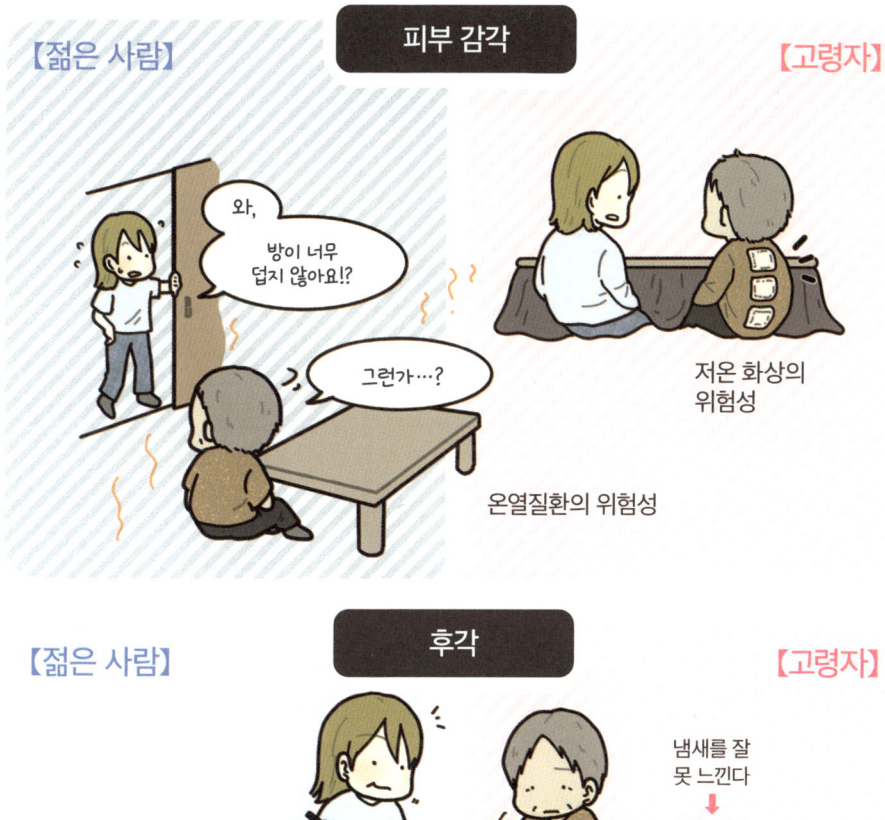

피부 감각

【젊은 사람】

와, 방이 너무 덥지 않아요!?

그런가…?

온열질환의 위험성

【고령자】

저온 화상의 위험성

후각

【젊은 사람】

【고령자】

냄새를 잘 못 느낀다
↓
식욕 저하

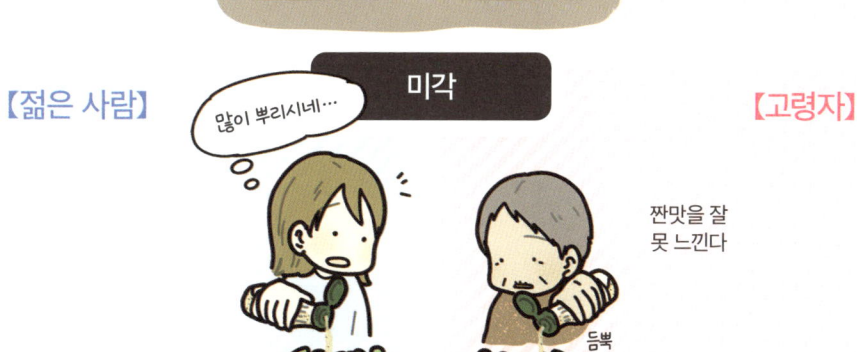

미각

【젊은 사람】

많이 뿌리시네…

【고령자】

짠맛을 잘 못 느낀다

듬뿍
듬뿍

17

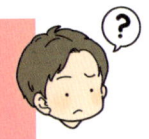

고령자의 골절이
많은 이유는 무엇일까?

 Point!

• 뼈는 노화하면 물러진다
• 뼈가 잘 부러지는 사람과 그렇지 않은 사람의 차이는 골밀도와
  골량이다

노화로 약해지고 물러진 뼈는 쉽게 부러진다

고령자를 누워서 생활하게 만드는 주요 원인은 골절이다. 왜 나이가 들면 뼈가 잘 부러지는 것일까? 고령자의 뼈는 노화로 인해 약해지고 물러져서 작은 충격에도 쉽게 부러지기 때문이다. 이해하기 쉽도록 나무를 예로 들어서 설명하겠다. 나무줄기는 밖에서 보면 굵고 튼튼해 보이지만, 수명이 다 되었거나 병에 걸리면 내부가 서서히 썩어 들어가 속이 텅 비게 된다. 그러다 결국 강풍이나 충격을 견디지 못하고 쓰러져 버린다. 고령자의 뼈도 이와 마찬가지다.

골절은 대개 근력이 저하되어 균형을 잡지 못하고 넘어져서 일어나지만, 나이가 들면서 뼈 자체가 물러지는 것도 골절로 이어지는 가장 큰 요인이다.

뼈의 형성과 노화의 메커니즘

오른쪽 그림처럼 뼈는 신진대사를 반복한다. 나이가 들면 골흡수가 골형성을 웃돌게 되어 골밀도가 저하된다. 그 결과 '가볍게 엉덩방아를 찧거나', '살짝 넘어졌을 뿐인데' 뼈가 부러지는 일이 자주 일어난다.

뼈가 쉽게 부러지는 것은 골량과도 관련이 있다. 골량은 뼛속의 칼슘을 포함한 미네랄 성분을 가리킨다. 골밀도와 골량이 함께 저하되면 골다공증을 일으킨다.

뼈를 강하게 만들려면 운동과 영양 보충이 매우 중요하다. 또한 본인의 뼈가 어떤 상태인지 확인하기 위해 주기적으로 검사를 받아야 한다.

【노화에 따른 골형성의 변화】

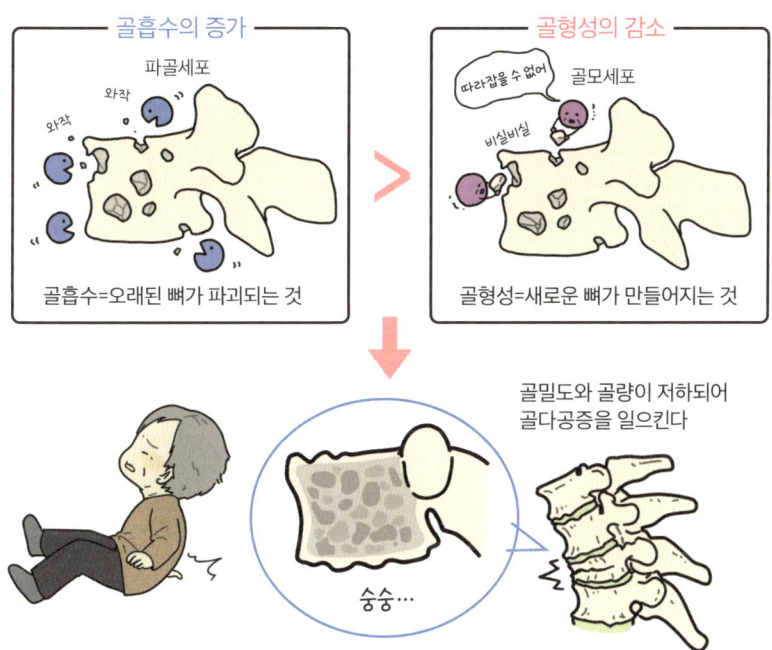

골흡수의 증가

파골세포

와작

와작

골흡수=오래된 뼈가 파괴되는 것

골형성의 감소

따라갈 수 없어 골모세포

비실비실

골형성=새로운 뼈가 만들어지는 것

골밀도와 골량이 저하되어 골다공증을 일으킨다

숭숭…

【골량에 영향을 끼치는 운동과 영양】

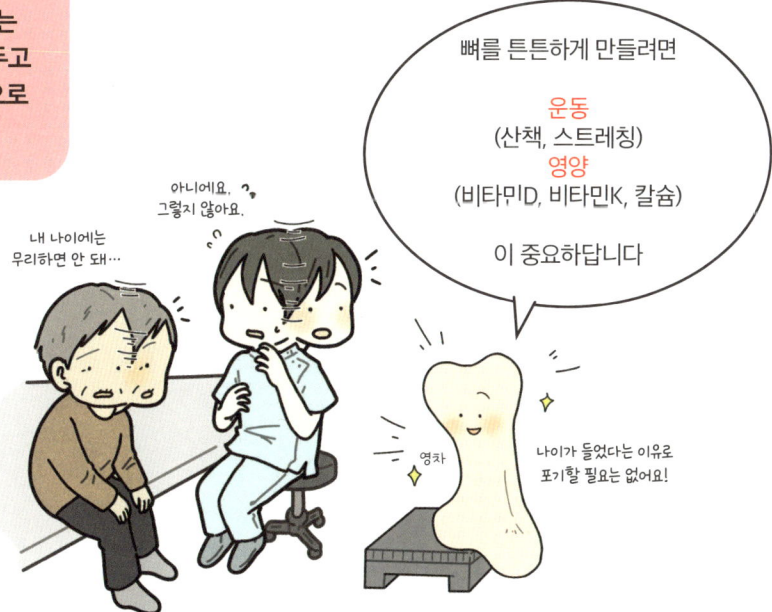

내 나이에는 무리하면 안 돼…

아니에요, 그렇지 않아요.

뼈를 튼튼하게 만들려면

운동
(산책, 스트레칭)
영양
(비타민D, 비타민K, 칼슘)

이 중요하답니다

영차

나이가 들었다는 이유로 포기할 필요는 없어요!

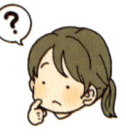

관절이 아픈 이유는 무엇일까?

- 관절 내부 또는 주위에 문제가 생긴다
- 통증의 원인이 관절 내부에 있는지 외부에 있는지 알아야 한다

'관절 통증'은 생활 반경을 좁힌다

'관절 통증'은 수많은 고령자의 고민거리 중 하나다. 특히 **고관절이나 무릎 관절 등 몸을 지탱하는 하체 관절 통증에** 시달리는 고령자가 많다. 일어설 때나 걷기 시작할 때 통증이 느껴지면 외출하기가 두려워져 스스로 생활 반경을 좁히는 심각한 문제로 이어진다.

관절 통증의 원인은 대체 어디에 있을까? 무릎 관절을 예로 들어 알기 쉽게 설명해 보겠다.

통증의 원인에는 여러 가지가 있지만, 크게 나누면 ① **관절 내부에 문제가 있는 경우**와 ② **관절 주위에 문제가 있는 경우**가 있다.

관절 내부의 원인으로는 나이가 들어서 관절이 마모되거나 염증이 생기는 경우다. 관절 외부의 원인으로는 엉거주춤

한 자세로 작업을 하거나 장시간 계속 앉아 있어서 특정 근육에 부담을 주는 경우를 들 수 있다. **무거운 짐을 들고 오래 걷거나 평소보다 계단을 많이 오르내렸을 때 관절이 아픈 것이 흔한 사례다.**

통증의 원인에 맞게 대처한다

관절 통증이 있다면 **약물 요법**(내복약이나 관절 내 주사 등)과 적절한 운동이 필요하다. 통증의 원인이 관절 내부에 있는지 외부에 있는지 아니면 양쪽 모두에 있는지 등을 파악한 다음 적절하게 대처하자.

【관절이 아픈 원인은?】

— 관절 내부의 문제 —

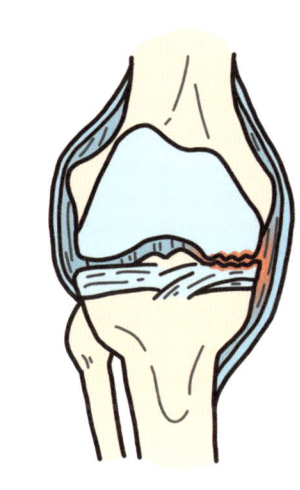

질환: 변형성 무릎 관절염,
　　　류머티즘 등 염증성
　　　질환

원인: 나이가 들어 연골
　　　또는 반월판 마모,
　　　관절 내부 염증

— 관절 외부의 문제 —

원인: 근력 쇠퇴
　　　일시적인 부담의 증가

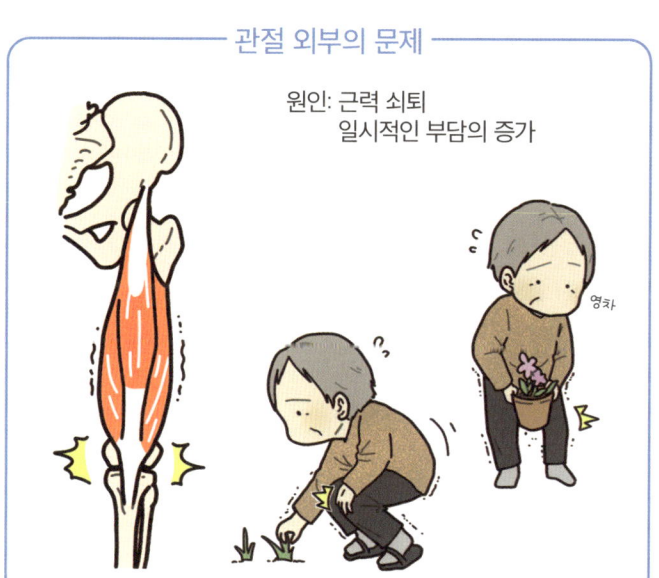

영차

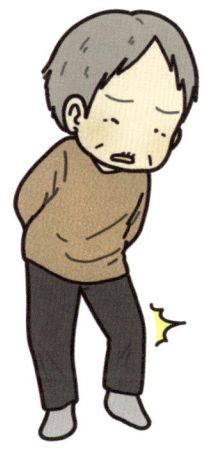

조언 한마디

**통증의 원인을
큰 틀에서 이해한 다음
적절히 대처하자!**

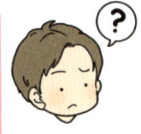

등이 굽는 사람과
굽지 않는 사람의 차이

- 등이 굽는 것은 나이가 들면서 일어나는 자연적인 현상이다
- 평소 자세나 근력 부족도 원인이다

왜 등이 굽는 것일까?

나이가 들면서 등이 굽어 일명 꼬부랑 허리가 되는 사람이 있다. 이는 **가슴에 있는 흉추 뼈나 추간판**(뼈와 뼈 사이에 있는 완충재) **변형 등**이 원인이다. 노화로 인해 자연스럽게 일어나는 변화이지만, 나이가 들어도 등이 전혀 굽지 않는 사람도 있다.

양쪽의 차이는 등이 굽는 원인을 살펴보면 알 수 있다. 등이 굽는 가장 큰 원인은 나이가 든 것도 있지만, 조금 더 자세히 살펴보면 척추골이나 추간판 변형뿐만 아니라 **근력이나 뼈의 강도, 평소 자세 등이 큰 영향**을 미친다.

등이 굽는 사람과
굽지 않는 사람

가령 등뼈를 지탱하는 배근이나 복근이 약해지면 자세가 나빠져서 꼬부랑 허리로 이어지는 경우가 있다. 골다공증 등으로 뼈 자체가 물러지는 것도 꼬부랑 허리의 원인이다.

평소에 등을 구부리고 머리를 앞으로 내미는 자세가 습관인 사람이나 농업 또는 운송 업무처럼 늘 같은 자세로 일해야 하는 직업에 종사하는 사람은 등이 굽을 가능성이 크다.

등이 굽는 것을 예방하려면 평소 자세를 바르게 하면서 전신 운동을 하고, 영양 섭취에도 신경 쓰는 것이 중요하다.

【등이 굽는 원인】

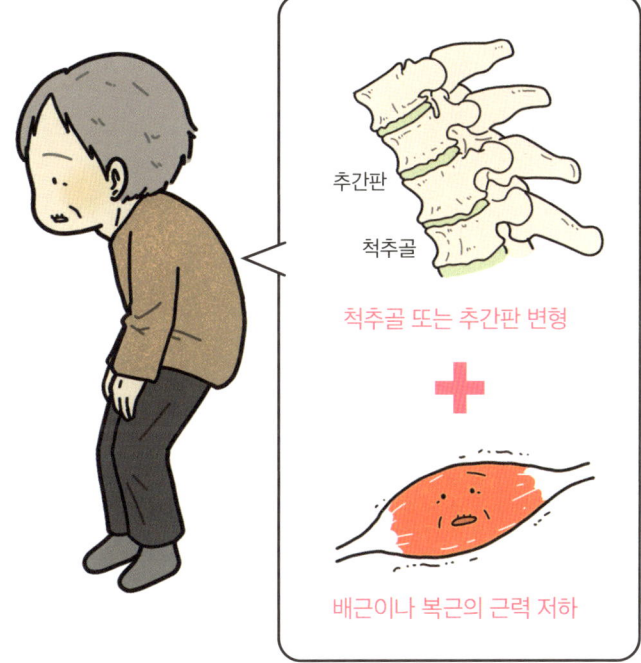

추간판

척추골

척추골 또는 추간판 변형

배근이나 복근의 근력 저하

조언 한마디

'나이 탓'으로
치부하지 말고,
근력
뼈의 강도
자세
라는 세 가지 관점
에서 관리하자!

column

고령자의 '꼬부랑 허리'와
아이의 '새우등'은 무엇이 다를까?

고령자의 '꼬부랑 허리' 못지않게 심각한 것이 '아이의 새우등'이다. 양쪽 모두 등이 뒤쪽을 향해 과도하게 굽은 상태를 가리킨다.

사춘기 아이들에게 많은 새우등은 기능성 후만증으로, 좋지 않은 자세로 장시간 생활하거나 무거운 가방을 등에 매는 것이 원인이 되어 나타난다. 겉으로 보기에도 좋지 않지만 목이나 허리 통증으로 이어질 위험성도 있다.

고령자의 꼬부랑 허리나 아이의 새우등 모두 대책은 기본적으로 같다. 나이와 상관없이 자세와 환경, 적당한 운동 습관이 중요하다.

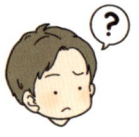

등이 굽은 사람을 돌보기 전에 알아야 할 리스크와 대처법

- 낙상·골절의 위험에 대해 알아야 한다
- 간과하기 쉬운 폐렴의 위험성도 잊지 말자

등이 굽으면 골절이나 낙상 위험이 커진다

등이 굽은 자세를 '노인이니 당연한' 것처럼 생각하는 경우가 대부분이다. 그러나 꼬부랑 허리는 남아 있는 삶의 질을 크게 저하시키는 원인이기에 주의해서 대처해야 한다.

등이 굽었을 때 가장 주의해야 할 점은 낙상이나 골절 위험이다. 등이 굽어 **시선이 아래를 향하면 시야가 좁아지고, 골반·고관절·다리 관절 움직임도 제한적이 되어서 넘어질 위험이 커진다.** 또한 균형을 잃고 엉덩방아를 찧어서 압박골절을 당하는 경우도 일어날 수 있다.

함께 알아 둬야 할 폐렴의 위험성

등이 굽었을 때 간과하기 쉬운 것이 '폐렴'이다.

등이 굽으면 호흡할 때 폐를 압박하기 때문에 호흡 기능이 저하될 수 있다. 또한 턱이 들려 기도가 넓어져서 음식물이 기도로 잘못 들어가면 '흡인성 폐렴'이 발생할 위험도 커진다.

이처럼 등이 굽으면 여러 위험이 뒤따른다. 등이 굽은 고령자를 돌볼 때는 그런 위험한 상황이 일어나지 않도록 주의해야 한다.

【등이 굽으면 커지는 낙상 위험】

- 시선이 아래를 향한다
- 관절의 움직임이 제한된다

압박 골절

【흡인성 폐렴의 위험성】

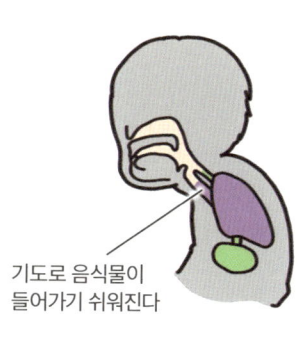

기도로 음식물이
들어가기 쉬워진다

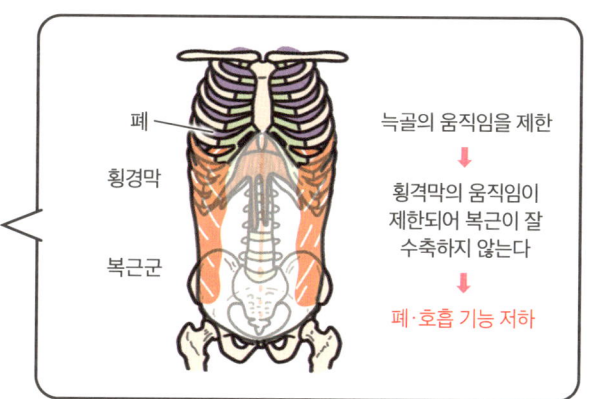

폐

횡경막

복근군

늑골의 움직임을 제한

↓

횡격막의 움직임이
제한되어 복근이 잘
수축하지 않는다

↓

폐·호흡 기능 저하

【폐렴 대처법】

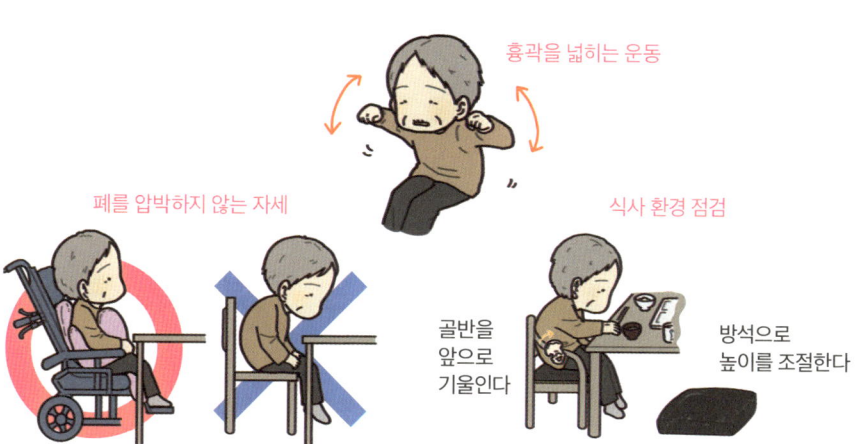

흉곽을 넓히는 운동

폐를 압박하지 않는 자세

식사 환경 점검

골반을
앞으로
기울인다

방석으로
높이를 조절한다

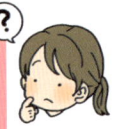

약해지기 쉬운
고령자의 근육은?

- 고령자는 자세를 유지하는 근육이 약해진다
- 나이가 들면 약해지는 근육을 파악하자

몸이 휘청거리는 이유

고령자가 되면 중력에 저항해 자세를 유지하는 근육(항중력근)이 약해지기 쉬운데, 이 사실을 몰라서 곤란을 겪는 경우가 많다. 가령 넘어져서 손목뼈가 부러졌을 때, 수술 치료가 끝나 퇴원했는데 체력이 떨어져 걷지 못하거나 몸이 휘청거리는 바람에 움직이지 못하는 경우가 있다.

'체력이 떨어졌다'면 어디가 어떻게 약해져서 그런 것인지 파악해서 대책을 찾아야 한다. 배근이나 복근 같은 몸통 근육이 약해지면 등이 굽고, 엉덩이나 넓적다리 근육이 약해지면 일어서거나 계단을 오르내릴 때 어려움을 겪거나 몸이 중심을 잡지 못하는 일도 많아진다.

의외로 간과하기 쉬운 발 근육

발 근육도 간과해서는 안 된다. 발가락과 발바닥 근력이 약해지면 서 있을 때 균형을 잘 잡지 못해 휘청거리거나 넘어질 수 있다.

몸이 휘청거리는 이유는 몸통부터 발끝까지 원인이 다양하다. **고령자는 특히 어떤 근육이 약해지기 쉽고 또 그 근육이 약해지면 어떤 위험이 있는지 미리 파악**한 다음, 고령자가 서 있을 때 균형을 잘 잡지 못하거나 몸이 휘청거리는 원인을 찾아서 해결해야 한다.

【쇠약해지기 쉬운 근육과 여러 가지 위험성】

[자세를 지탱하는 항중력근]

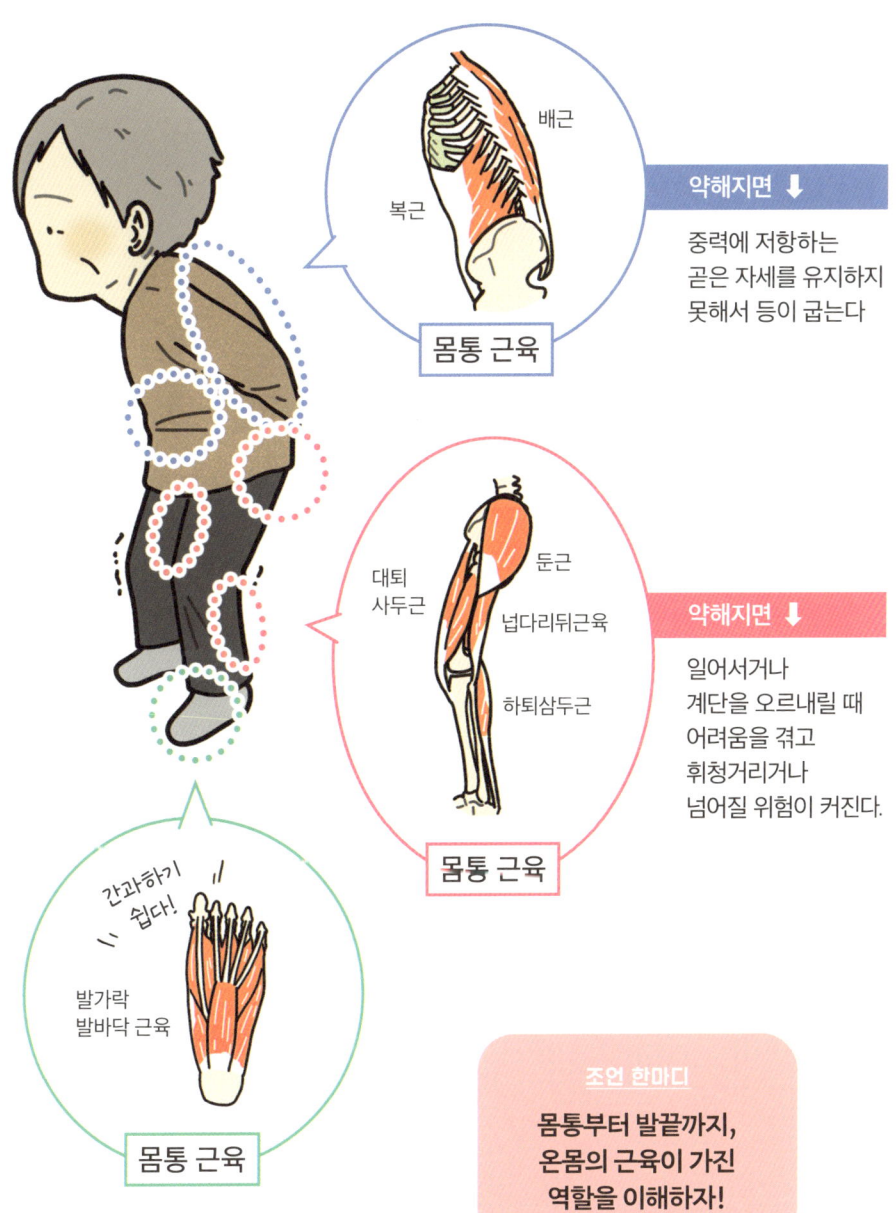

배근

복근

몸통 근육

약해지면 ⬇

중력에 저항하는
곧은 자세를 유지하지
못해서 등이 굽는다

대퇴
사두근

둔근

넙다리뒤근육

하퇴삼두근

몸통 근육

약해지면 ⬇

일어서거나
계단을 오르내릴 때
어려움을 겪고
휘청거리거나
넘어질 위험이 커진다.

간과하기
쉽다!

발가락
발바닥 근육

몸통 근육

조언 한마디

**몸통부터 발끝까지,
온몸의 근육이 가진
역할을 이해하자!**

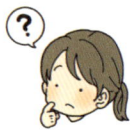

일주일 동안 누워서 생활하면 근력이 몇 퍼센트나 약해질까?

- 고령자가 1개월 동안 누워서 생활하면 근력이 최대 50퍼센트나 약해진다
- 안정이 필요하더라도 그 상태에서 할 수 있는 것이 없는지 생각해 본다

누워서 생활하면 근력이 저하된다

'누워서 생활'하고 싶지 않다고 말하면서도 몸 상태가 조금만 나빠지면 "이젠 나이가 들어서…" 하며 필요 이상으로 침대에 누워서 일어나려고 하지 않는 것이 고령자의 특징이다. 분명히 안정이 필요할 때도 있지만, 잘못 판단하면 2차 질환이나 체력 저하로 '진짜 매일 누워서 생활'하게 될 수 있다.

고령자가 안정을 위해 하루 종일 침대에만 누워 있으면 약 1~3퍼센트, 그 기간이 일주일이 지나면 10~15퍼센트, 한 달이 지나면 약 50퍼센트의 근력이 저하된다는 보고가 있다.

누워서 계속 생활하면 더 큰 위험이 닥친다는 사실을 기억하자.

하루 종일 누워서 생활하느라 떨어진 체력을 회복하려면 2주 정도 트레이닝이 필요하다

근력 저하뿐만 아니라 관절의 운동 범위 제한이나 심폐 기능 저하, 폐렴 같은 다양한 질병에도 노출된다. 하루 종일 누워서 생활하느라 떨어진 체력을 회복하려면 2주 정도 트레이닝이 필요하다고 한다. 고령일수록 누워서 생활하는 것이 심각한 악영향을 끼치는 것이다.

어지간한 상황이 아니라면, 하루 종일 누워 있을 필요는 없다. 2차 영향을 염두에 두면서 정말로 안정이 필요한지 점검하고, 꼭 안정이 필요하다면 안정 상태에서도 할 수 있는 것이 없는지 찾아보자.

【안정 기간과 근력의 저하】

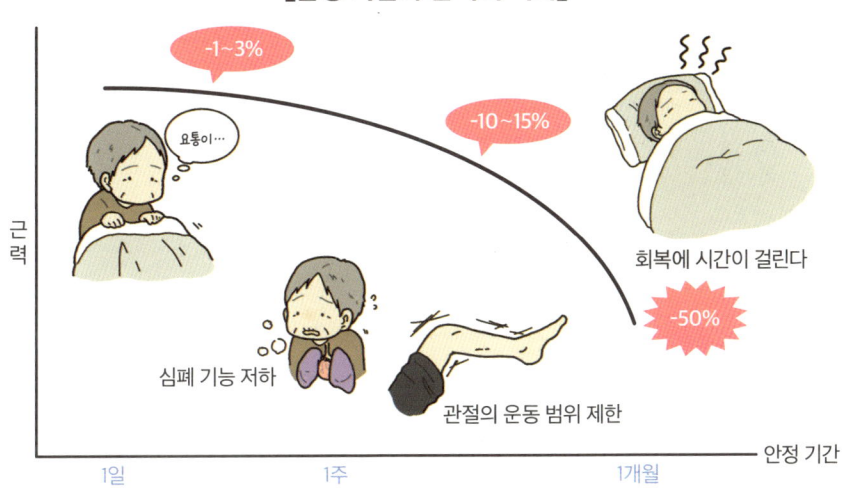

근력

-1~3%

요통이…

-10~15%

회복에 시간이 걸린다

-50%

심폐 기능 저하

관절의 운동 범위 제한

안정 기간

1일　　　1주　　　1개월

【체력이 회복되기까지】

조언 한마디

안일하게
누워서 생활하면
더 큰 위험이 닥친다!
적확히 판단해서
대처하자.

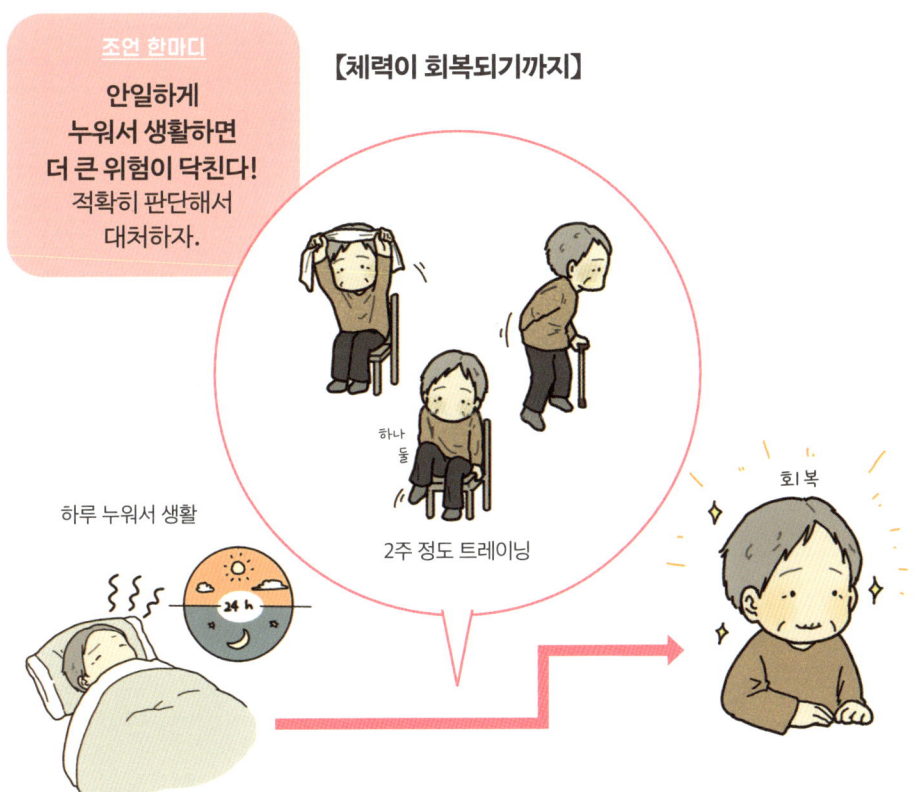

하나
둘

하루 누워서 생활

2주 정도 트레이닝

회복

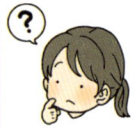

노쇠·운동기능저하증후군 ·근감소증·비사용 증후군은 결국 무엇이 다를까?

- 노쇠·운동기능저하증후군·근감소증은 포함되는 요소가 다르다
- 비사용 증후군은 나이와 상관없이 발병한다

고령자의 건강에 관한 세 가지 용어

최근 들어 종종 듣게 되는 '근감소증', '운동기능저하증후군', '노쇠'는 전부 고령자와 관련 있는 용어다. 그런데 어떤 차이가 있는지 잘 모르겠다는 사람이 많지 않을까 싶다. 세 용어는 서로 밀접하게 관련되어 있지만, **근육 한정인지, 이동 능력이나 심리적 측면도 포함하는지 등 포함 요소의 범위가 다르다.**

고령자의 건강을 돌보려면 이러한 용어를 대략적으로나마 이해해서 의사나 간호사, 재활치료사, 상담원 등과 공통적인 생각을 하는 것이 중요하다.

2차 장애에 관해서도 알아 두자

병원이나 돌봄 현장에서는 '비사용 증후군'이라는 용어를 종종 사용한다. 이는 나이와 무관하게 병이나 부상 등으로 인해 일시적으로 활동이 제한되면서 일어나는 2차 장애를 의미한다.

최근에 유행했던 신종 코로나 바이러스 감염증을 생각하면 이해하기 쉬울 것이다. 코로나에 걸려서 앓아누웠던 사람 중에는 회복된 뒤에도 격리 기간 동안 활동이 제한된 결과 기력이 떨어진 사람이 적지 않다.

특히 고령자는 젊은 사람에 비해 **비사용 증후군으로 인해 노쇠 현상이나 근감소증이 일어나는 경우가 많다.**

【세 가지 용어와 각각의 개념】

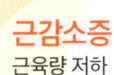
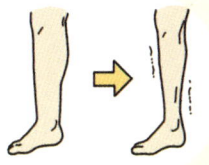

근감소증
근육량 저하

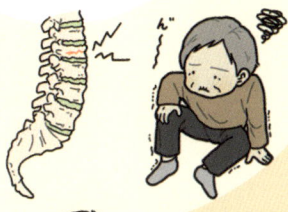

운동기능저하증후군
운동기의 장애에 따른
이동 기능 저하

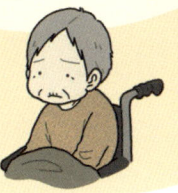

노쇠
몸과 마음이
약해진 상태

조언 한마디
**각 용어의 의미를
큰 틀에서 이해하면서
유사시에
대처하도록 하자!**

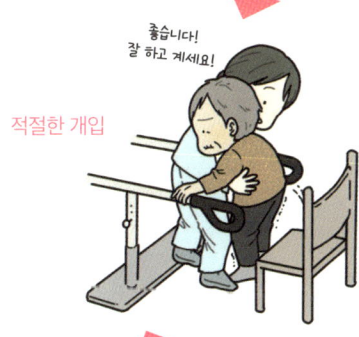

적절한 개입

좋습니다!
잘 하고 계세요!

생활 기능 유지

이젠 혼자서도
잘 걸으시네요!

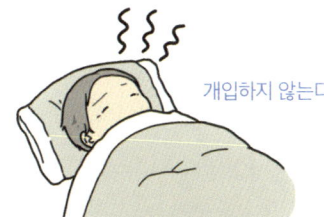

개입하지 않는다

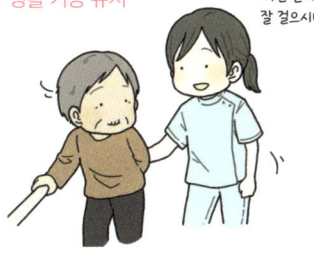

돌봄이 필요한 상태

기저귀
갈아 드릴게요!

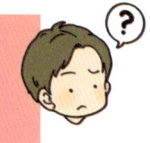

고집스러운 성격이나
의욕 저하는
'전두엽' 위축이 원인

- 대뇌는 부위에 따라 역할이 나뉘어 있다
- 의사결정이나 감정 조절에 관여하는 전두엽은 나이가 들면 변화하기 쉽다

나이가 들면
뇌의 기능이 저하된다

나이가 들면서 동반되는 생리 현상 중 하나로 뇌의 기능 저하가 있다. 뇌의 구조와 관련 있는 변화인 까닭에 치매와 나이가 들면서 생기는 변화 사이에는 공통되는 부분이 있다. 병적인 면이 두드러진 것이 '치매'인데, 둘을 구분하기는 어렵지만 일단 특징을 파악해 두자.

뇌의 약 80퍼센트를 차지하는 대뇌는 전두엽, 전정엽, 후두엽, 측두엽으로 나뉘는데, 각 부위가 '감정 조절', '운동과 지각(知覺)', '지적 능력' 등의 역할을 분담한다. 그중 전두엽은 의사결정이나 행동의 결정에 관여하는 사령탑 역할을 맡고 있다.

나이가 들면 고집이 세지거나 식욕이 떨어지거나 외출을 싫어하는 특징이 나타난다. 그 원인 중 하나는 뇌의 위축이

다. 대뇌 중에서도 특히 전두엽이 가장 많이 위축되기 때문에 치매에서도 같은 특징이 발견된다.

고집스러워지고
의욕이 떨어진 사람을
상대하는 법

부정적인 말이 많아진 고령자를 상대할 때는 부정적으로 대응하는 것을 삼가고 고령자의 기분에 공감하려고 노력하자. 과거의 취미나 특기 중에서 의욕이 생길 만한 것을 찾아서 대화나 행동으로 연결하려는 시도도 효과적이다.

【전두엽의 역할과 나이가 들었을 때 일어나는 변화】

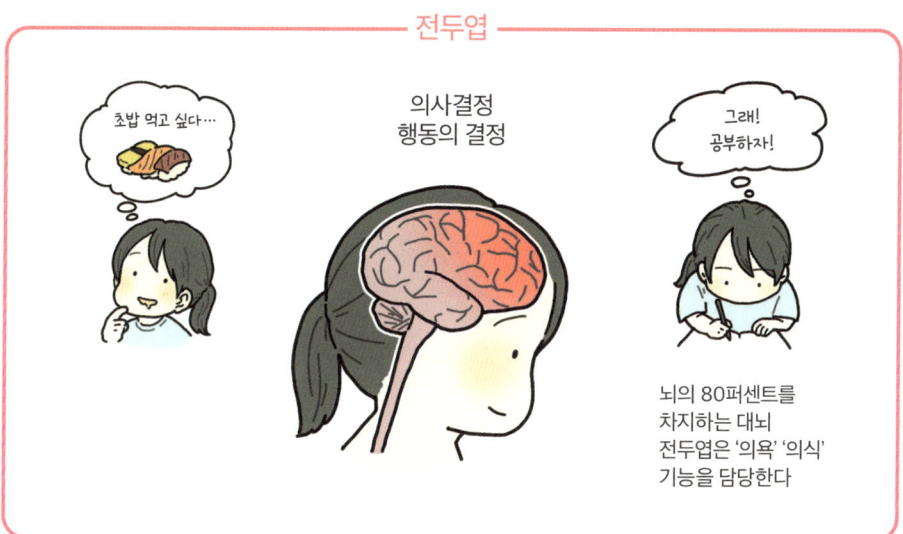

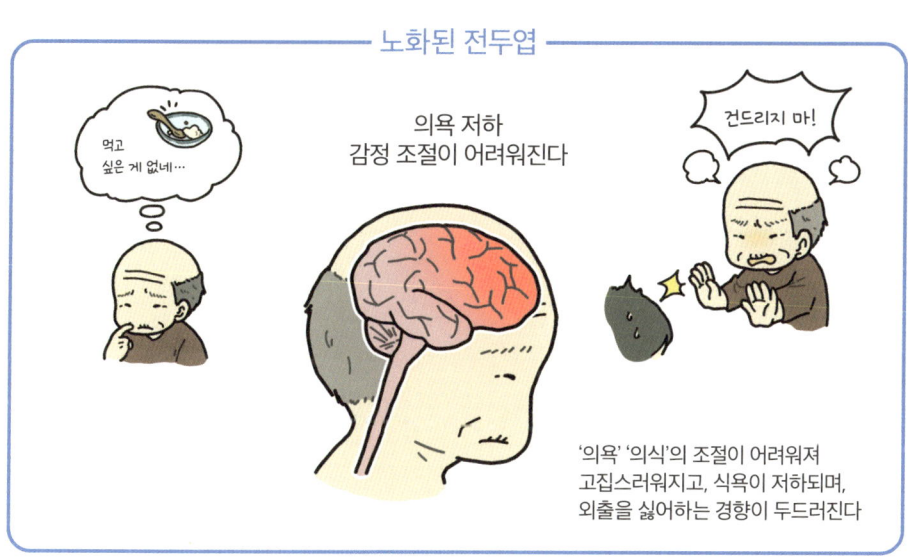

조언 한마디
뇌 구조 변화로 인해
발생하는 증상을 이해하고
**고령자의 기분에
공감하면서 대응하자!**

33

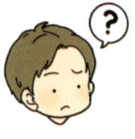

건망증이나 말이 금방 나오지 않는 것은 '측두엽' 위축이 원인

- 측두엽은 이해력과 기억력을 담당한다
- 건망증이 심한 경우는 치매일 가능성이 있다

측두엽이 위축되면서 시작되는 건망증

'했던 말을 자주 반복한다', '대화 도중에 말이 금방 나오지 않는다' 같은 현상은 뇌의 측두엽 위축과 관련이 있다. 측두엽은 지적 능력과 연관된 '이해력과 기억력'을 담당한다. 그래서 말을 이해하는 기능 저하와 관련이 있다. 전두엽 다음으로 노화가 많이 일어나는 뇌의 부위라서 나이가 들수록 이런 증상이 나타나 고민하는 사람이 늘어나고 있다.

이 변화가 심하게 진행되면 치매가 된다. 명확한 차이는 변화 방식에 있다. 나이가 든 것이 원인이라면, 뇌 구조는 유지된 채 위축되어서 증상이 천천히 진행된다. 반면 치매인 경우는 뇌 구조의 일부가 붕괴되었기 때문에 인지 기능 저하가 급격히 진행된다.

'건망증'에는 어떻게 대처해야 할까?

나이가 원인인 '건망증'과 치매 증상 사이에는 '잊어버렸다는 것을 스스로 자각하고 있는가?'라는 큰 차이가 있다. "이런, 깜빡했네", "기억이 안 나"처럼 자신이 자각하고 있다면 '건망증'이다.

이런 경우에는 메모지나 일기장에 기록하면서 건망증을 보완할 수 있다. 특히 고령자는 복약 관리나 중요한 일정 관리에 신경 써야 한다. 달력에 일정 적는 습관을 들이는 등의 방법을 생각해서 실천하자.

【측두엽의 역할과 노화에 따른 변화】

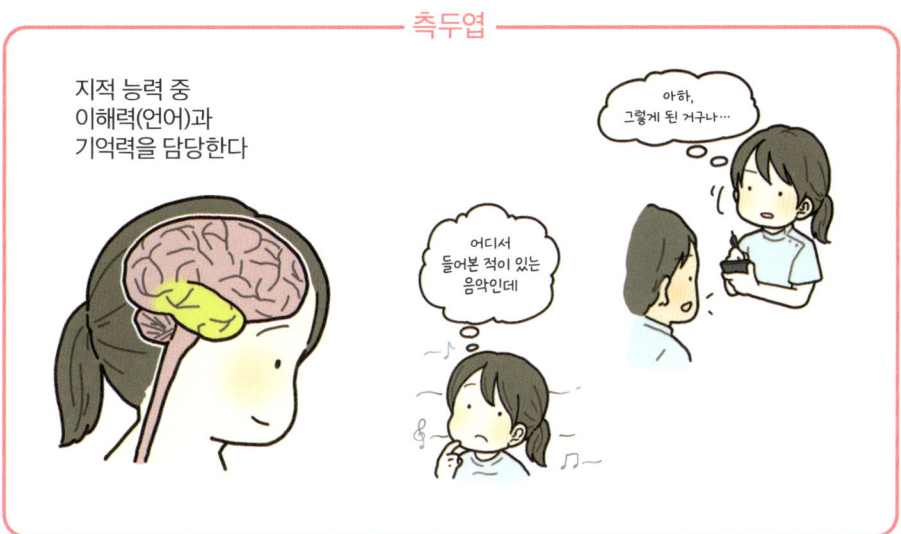

측두엽

지적 능력 중
이해력(언어)과
기억력을 담당한다

어디서
들어본 적이 있는
음악인데

아하,
그렇게 된 거구나…

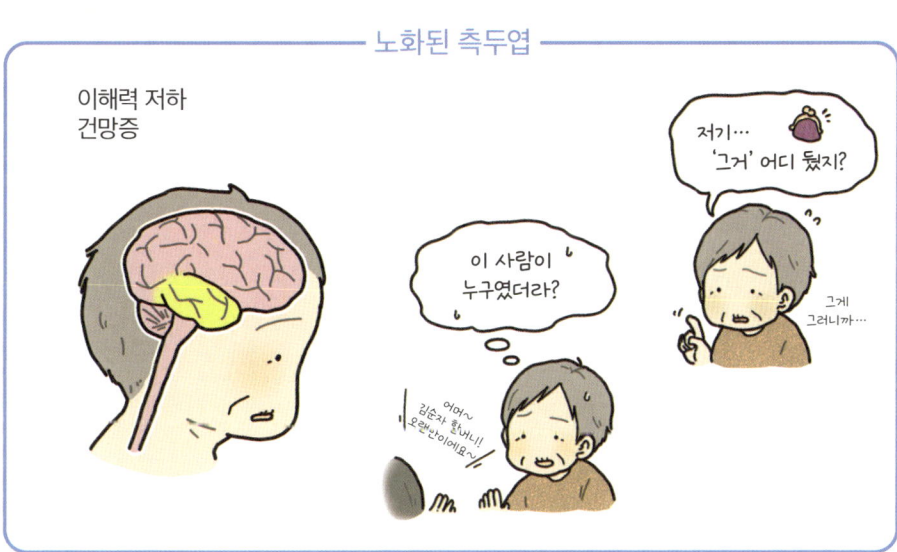

노화된 측두엽

이해력 저하
건망증

이 사람이
누구였더라?

저기…
'그거' 어디 뒀지?

어머~
김순자 할머니!
오랜만이에요~

그게
그러니까…

건망증과 치매의 차이

건망증
➡ 이야기의 일부를
잊어버린다

천천히 변화

치매
➡ 이야기한 것 자체를
기억하지 못한다

급격히 변화

조언 한마디

건망증이나 말이 금방
나오지 않는 현상도
노화의 일부라는 것을 이해하고,
그 정도에 주의하며 대응하자!

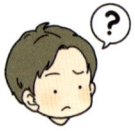

반응이 느려지는
이유는 무엇일까?

- 반응이 느려지는 것은 신경 전달 속도가 느려졌기 때문이다
- 낙상이나 사고, 부상의 위험으로 이어진다

나이가 들면
온갖 반응이 느려진다

'보행 중에 갑자기 나타난 자동차나 자전거를 피하지 못해 넘어지는' 것은 고령자의 흔한 사고 패턴이다. 물건값을 계산하는 데 시간이 걸리거나 대화 속도가 느려지는 것처럼 일상생활에서도 고령자 특유의 느린 반응을 종종 볼 수 있다.

느린 반응의 원인은 뇌나 척수의 지령을 전달하는 신경의 전달 속도가 느려졌기 때문이다. 몸의 움직임에 관여하는 말초 신경의 전달에 필요한 신경 물질은 나이가 들면 감소한다. 따라서 정보를 뇌에서 처리해 몸의 움직임으로 연결하는 데 시간이 걸리게 된다. 여기에 근력 저하와 관절의 움직임 제한 등이 겹치면서 재빨리 움직이기 어려워지는 것도 부상이나 사고로 이어지는 요인 중 하나다.

두 가지 일을
동시에 하지 못한다

고령자는 반응이 느려질 뿐만 아니라 '두 가지 일을 동시에 하는' 것도 어려워진다. 보행 연습 도중 대화에 열중하느라 발을 멈추거나 무엇인가에 걸려 넘어지는 고령자를 종종 보게 된다. 원래 보행은 의식하지 않아도 할 수 있는 행동이지만, 대화에 의식을 집중하다 보면 주변에 충분히 주의를 기울이지 못해 넘어지거나 사고를 당할 위험이 커진다.

그 밖에도 운전 중에 경로를 헷갈려서 사고를 일으키거나 요리 중에 전화 통화를 하느라 가스 불 관리에 신경을 못 쓰는 등, 고령자의 일상에는 예기치 못한 위험이 수없이 도사리고 있다.

【고령자 사고 사례】

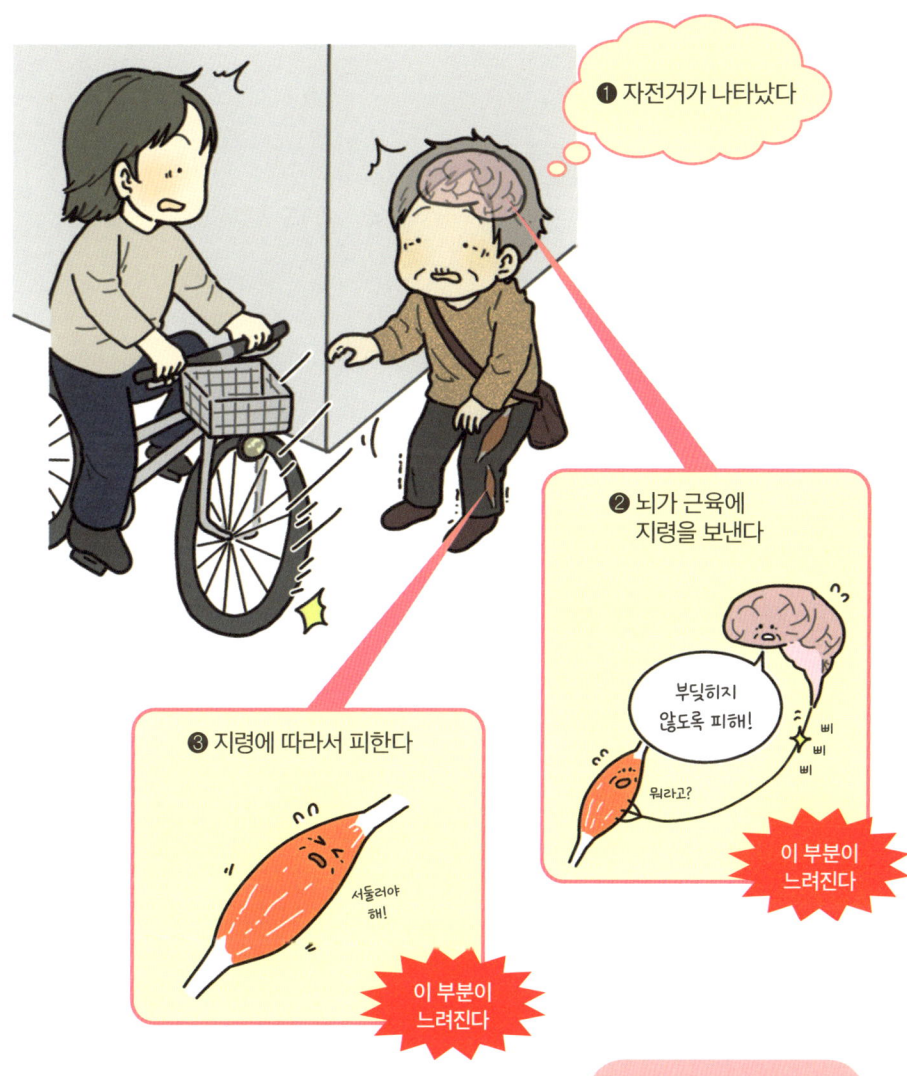

❶ 자전거가 나타났다

❷ 뇌가 근육에
지령을 보낸다

부딪히지
않도록 피해!

삐
삐
삐

뭐라고?

이 부분이
느려진다

❸ 지령에 따라서 피한다

서둘러야
해!

이 부분이
느려진다

<u>조언 한마디</u>

나이가 들어
신경의 전달 속도가
느려지면서 일어나는
**일상의 위험도
파악해 두자!**

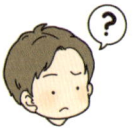

땀을 잘 흘리지 않아 온열질환에 걸리기 쉬워지는 이유는 무엇일까?

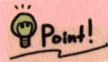

- 자율 신경의 노화로 체온 조절에 어려움을 겪는다
- 고령자 본인의 주관뿐만 아니라 객관적인 평가도 잊지 않으면서 대응하자

'자율 신경'의 노화

고령자가 여름에 에어컨을 켜지 않아서 온열질환에 걸리거나 기온에 맞는 옷을 고르지 못해서 **체온 조절과 관련된 사고**를 일으키는 경우가 종종 있다. 이는 무의식적으로 체온을 조절하는 '**자율 신경**'의 노화와 관련이 있다.

직접 물어서 확인하는 데 그치지 말고 안색이나 목마름, 얼굴의 홍조, 호흡수나 상태(숨을 헐떡이거나 호흡을 힘들어하지는 않은지), 발한 유무, 심박수, 자세나 움직임 변화 등을 살피는 객관적인 평가도 잊지 말자.

고령자는 '목이 마르다'는 것을 깨닫지 못하는 경우가 많으니 수분 섭취를 유도하는 것도 중요하다.

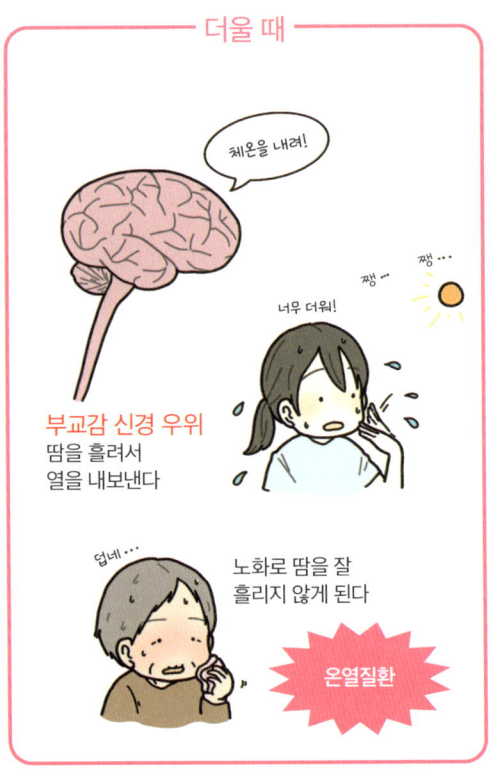

더울 때

체온을 내려!

쨍... 쨍...

너무 더워!

부교감 신경 우위
땀을 흘려서 열을 내보낸다

덥네...

노화로 땀을 잘 흘리지 않게 된다

온열질환

【교감 신경과 부교감 신경】

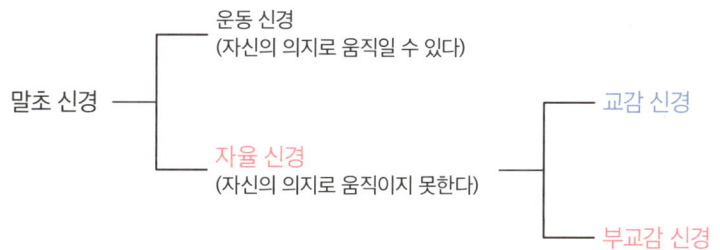

말초 신경 ─┬─ 운동 신경
　　　　　　 （자신의 의지로 움직일 수 있다）
　　　　　　
　　　　　 └─ 자율 신경 ─┬─ 교감 신경
　　　　　　 （자신의 의지로 움직이지 못한다）　└─ 부교감 신경

교감 신경과 부교감 신경

- 더울 때: 혈관을 확장해 흐르는 피의 양을 늘려서 열을 발산한다
- 추울 때: 혈관을 수축해 흐르는 피의 양을 줄여서 가급적 열이 빠져나가지 않게 한다

➡ 외부 기온 변화에 맞춰 자율 신경이 피부 근처 혈관을 넓히거나 좁힘으로써 체온을 일정하게 유지시킨다

조언 한마디

질환의 상태뿐만 아니라 **자율 신경 노화로 인해 발생하는 증상에도 주의하자!**

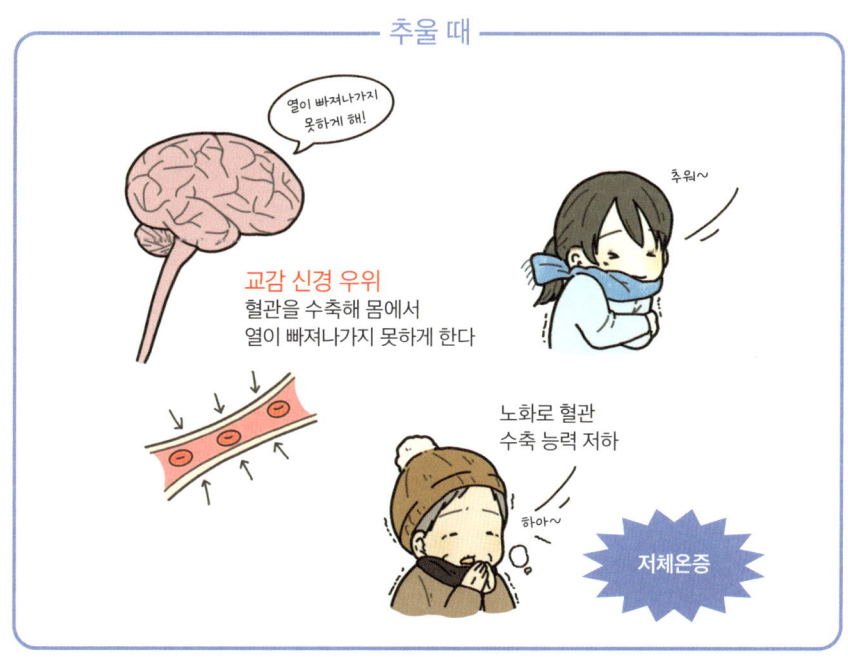

추울 때

열이 빠져나가지 못하게 해!

교감 신경 우위
혈관을 수축해 몸에서 열이 빠져나가지 못하게 한다

추워~

노화로 혈관 수축 능력 저하

하아~

저체온증

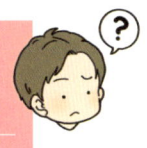

고령자의 '헐떡임'은 나이 탓?

 Point!

- '헐떡임'이 발생한 원인을 매일 비교하자
- 일상생활에 지장을 줄 정도의 '헐떡임'은 노화 이외의 원인 때문일 수 있다

'헐떡임'은 위험한 신호일 수도

조금만 걸어도 숨이 찬다. 입욕 중에 숨쉬기가 점점 힘들어진다. 고령자를 돌볼 때 이런 증상을 발견하면, '연세가 연세다 보니…' 하며 대수롭지 않게 여기는 경우가 있다.

하지만 호흡기도 나이가 들면 약해지기 때문에, 일상생활에 지장이 있을 정도의 '헐떡임'은 사실 위험한 병의 신호일지도 모른다.

건강한 고령자라면 '헐떡임'은 대부분 심한 운동을 했을 때 나타날 뿐, 생활에 지장을 초래하는 일은 없다. 그러나 호흡기 질환이 원인인 '헐떡임'은 절대 간과하지 말아야 한다.

평소와 똑같이 움직였는데 숨이 차는지 아니면 평소보다 심하게 움직였는지, 매일 상태를 비교하면서 고령자를 돌볼 필요가 있다.

'나이 탓'이라고 안일하게 생각하지 말고 다음에서 소개하는 타각(他覺) 증상이나 지병이 있는지도 확인하면서 넓은 시야에서 주의 깊게 살피는 것이 중요하다.

노화가 원인인 '헐떡임'은 예방이 가능하다!

노화가 원인인 헐떡임은 계단을 오르거나 급하게 횡단보도를 건너는 등 '평소보다 몸을 움직였을 때' 나타난다. 지병과 무관하다면 적당한 운동으로 온몸의 근력을 높이거나 대화 또는 노래 부르기를 통해 호흡근을 단련해서 증상의 진행을 예방하자.

【헐떡임의 원인】

① 호흡기의 노화

호흡에 관여하는 늑간근과 횡격막 노화(폐의 움직임과 팽창력이 저하된다)

↓

환기가 불충분 ➡ 헐떡임

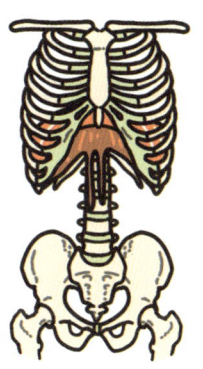

횡격막
위: 폐는 수축한다
아래: 폐는 팽창한다

횡격막
폐 아래쪽에서 위아래
로 움직여 흉곽의 압력
을 바꿔 폐의 움직임을
보조한다

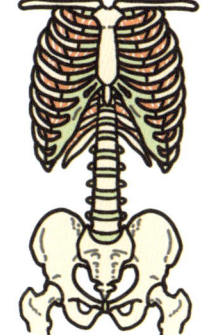

늑간근
폐 바깥쪽을 둘러싼
늑골의 움직임이
폐의 움직임을 돕는다

② 심장 기능의 저하

심장 펌프 기능이 저하되거나 모세혈관이 약화되
어 산소를 함유한 혈액이 온몸에 제대로 운반되지
못한다 ➡ 헐떡임

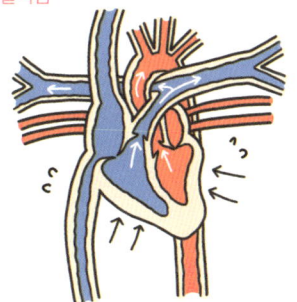

③ 폐 기능 저하

가스 교환을 담당하는 폐 자체의 탄력성이
저하되어 환기량이 감소한다 ➡ 헐떡임

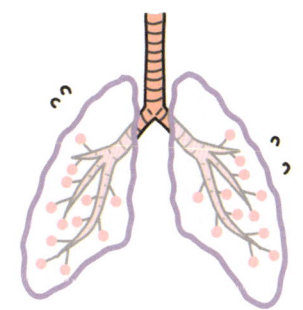

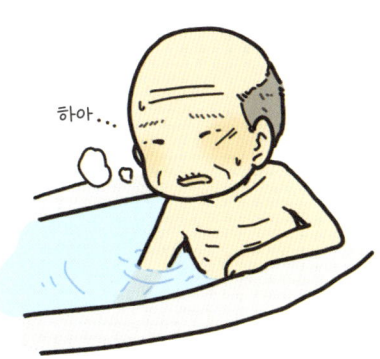

하아...

조언 한마디

일상적으로 움직일 때 발생하는 헐떡임은
**'폐·호흡기·심장(혈관)'의
노화가 원인이 아닐 수도 있다!**

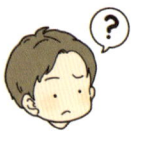

이런 사람은 주의하자!
고령자에게서 많이 나타나는
호흡기 증상

- COPD는 고령이 되면 급증하는 진행성 호흡기 질환이다
- COPD는 온몸의 염증으로 이어지기도 하는 심각한 병이다

조기 발견이 중요한 COPD

고령자가 특히 주의해야 할 호흡기 질환은 COPD(Chronic Obstructive Pulmonary Disease=만성 폐쇄성 폐질환)다.

COPD는 주로 담배 연기가 원인이 되어 발생하는 병이다. 기도가 좁아지면서 만성 호흡 곤란이나 기침, 염증으로 인한 가래가 생긴다. 서서히 증상이 진행되기 때문에 호흡 곤란으로 운동 기능도 저하되며, 급기야 재택 산소 요법이 필요해지는 심각한 상태에 이르는 경우도 있다.

이런 사람은 주의하자!
확인해야 할 포인트

COPD의 초기 증상은 기침과 가래 같은 감기 증상과 비슷해서 '단순 감기'라고 가볍게 생각하는 사람이 많다.

과거에 장기간 흡연 경력이 있거나 간접흡연에 자주 노출된 사람은 특히 주의해야 한다. 증상이 발견되었다면, 과거 병력이나 흡연 경험, 주변 환경(간접흡연) 등도 확인하자.

주의 깊게 살펴야 할
주된 증상과 특징

COPD의 주된 증상은 '만성 기침', '점액성 가래', '헐떡임'이다. 그 밖에도 호흡할 때 "쌕쌕", "휘이~ 휘이~" 하는 소리가 난다거나 흉곽이 맥주통처럼 부푸는 '술통형 흉곽' 같은 특징적인 소견이 있을 때는 주의가 필요하다. 또한 호흡을 위해 온몸의 에너지를 사용하기 때문에 체중이 감소해서 몸이 마르는 것도 특징이다.

【정상적인 폐와 COPD인 폐의 차이】

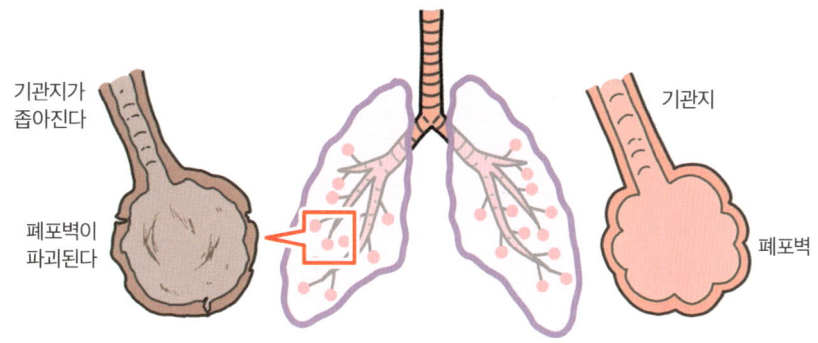

기관지가
좁아진다

폐포벽이
파괴된다

기관지

폐포벽

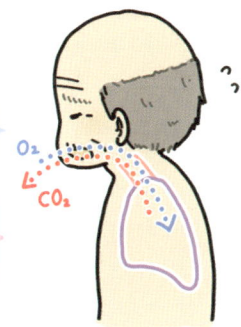

산소를 잘 흡수
하지 못한다

이산화탄소를
잘 배출하지
못한다

O_2

CO_2

COPD인 폐

기관지가 염증을 일으킨다
+
폐포벽이 파괴된다
↓
가스 교환이 어려워진다

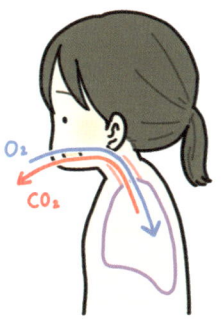

O_2

CO_2

정상적인 폐

공기 속에서 산소를 흡수하고
이산화탄소를 배출하는
가스 교환이 원활히 진행된다

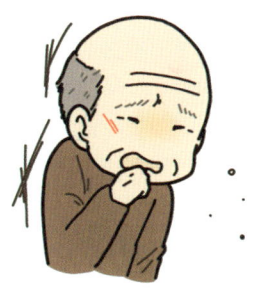

가래·기침

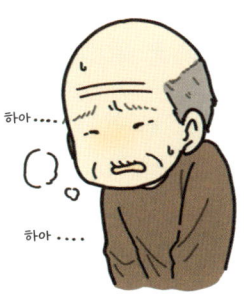

하아....

하아....

헐떡임

조언 한마디

과거에 흡연 이력이
있는 사람이
**기침·호흡 곤란·가래
등의 증상이 있을 때는
주의하자!**

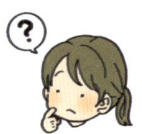

고령자에게 고혈압이 생기는 이유는 무엇일까?

- 고령자가 고혈압이 생기는 원인 중 하나는 나이가 들면서 혈관의 유연성이 저하되기 때문이다
- 생활 습관병이나 내복약의 영향도 염두에 두자

고혈압이란 무엇일까?

고령자의 경우, 아침에 혈압을 측정하면 **고혈압**일 때가 많다. 입욕이나 재활 치료 여부를 판단하기 위한 중요 지표로 혈압을 많이 사용하는데, **수치만 보고 결정하기보다는 배경지식을 이해해서 적절히 대처하는 것이 중요하다.**

혈압은 심장에서 내보낸 혈액이 혈관을 밀어내는 힘으로, **혈관의 유연성**과 깊은 관련이 있다. 고무풍선을 생각해 보자. 새 고무풍선은 공기를 불어 넣으면 잘 부풀지만 오래되면 점점 잘 부풀지 않게 되고, 억지로 공기를 불어 넣으면 터져 버린다. 고령자의 혈관도 이와 마찬가지로 노화에 따라 신축성이 약해지기 때문에 고혈압이 되기 쉬워진다.

따라서 **혈압 관리는 뇌졸중 위험을 관리하는 데도 중요한 역할을 한다.**

현장에서 실제로 사용하는 '혈압 기준치'는?

'**혈압 기준치**'를 기억하는 것은 중요한 일이지만, 현장에서는 그것을 그대로 적용하기 어려운 경우가 대부분이다. 75세 이상 고령자나 경동맥 협착증이 있는 뇌졸중 환자, 관상동맥 질환이나 신장 질환·당뇨병이 있는 사람은 가정 혈압 기준으로 **목표 수축기 혈압 135mmHg, 목표 확장기 혈압 85mmHg 이하**로 관리하도록 권장된다.

【건강한 성인과 고령자의 혈압】

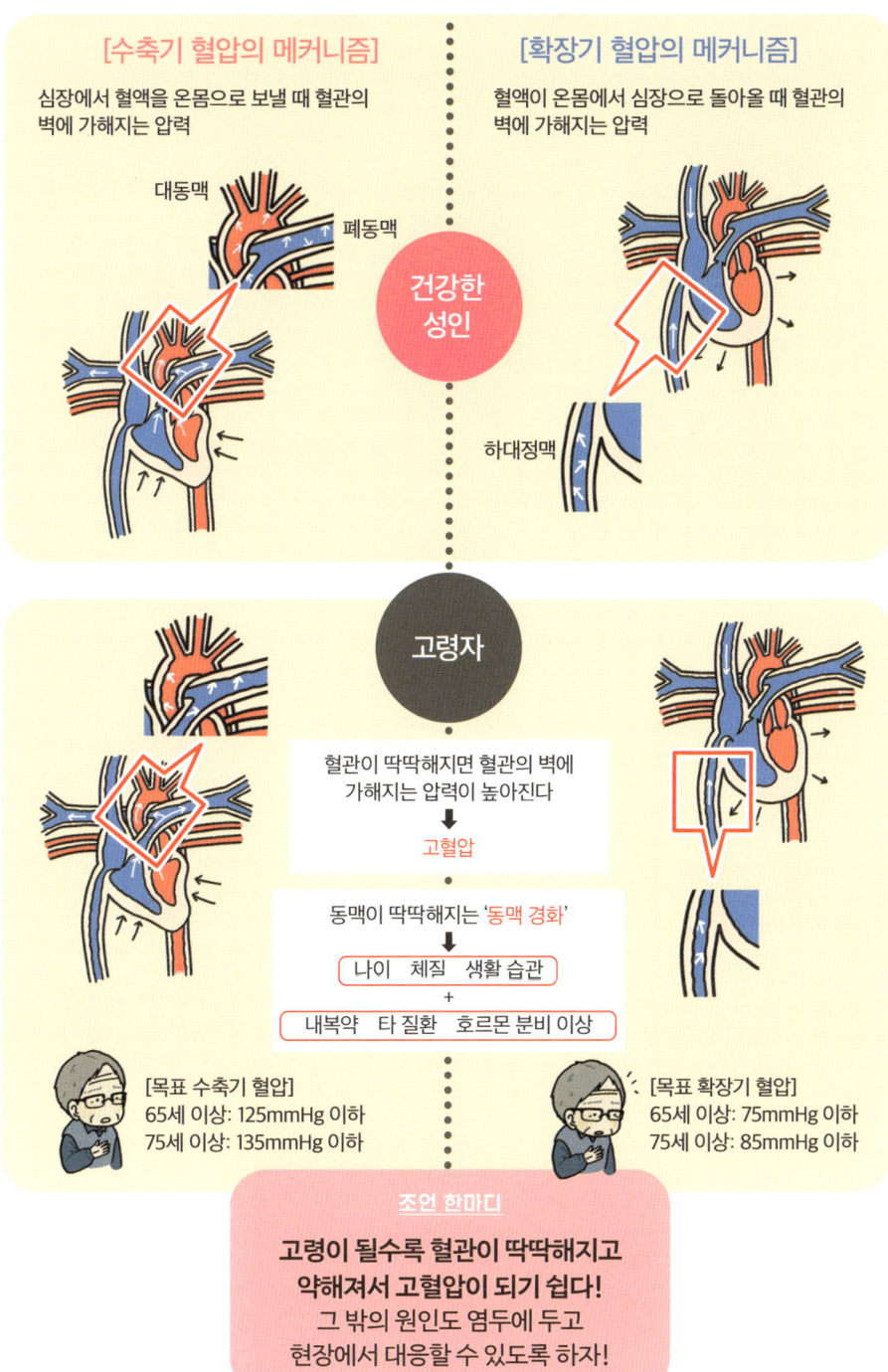

[수축기 혈압의 메커니즘]

심장에서 혈액을 온몸으로 보낼 때 혈관의 벽에 가해지는 압력

대동맥
폐동맥

[확장기 혈압의 메커니즘]

혈액이 온몸에서 심장으로 돌아올 때 혈관의 벽에 가해지는 압력

하대정맥

건강한 성인

고령자

혈관이 딱딱해지면 혈관의 벽에 가해지는 압력이 높아진다
↓
고혈압

동맥이 딱딱해지는 '동맥 경화'
↓
나이 체질 생활 습관
+
내복약 타 질환 호르몬 분비 이상

[목표 수축기 혈압]
65세 이상: 125mmHg 이하
75세 이상: 135mmHg 이하

[목표 확장기 혈압]
65세 이상: 75mmHg 이하
75세 이상: 85mmHg 이하

조언 한마디

**고령이 될수록 혈관이 딱딱해지고
약해져서 고혈압이 되기 쉽다!**
그 밖의 원인도 염두에 두고
현장에서 대응할 수 있도록 하자!

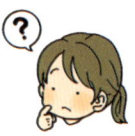

입욕 · 배설 · 기상 후의 '작은 부담'에도 주의하자!

- 고령자의 혈압은 작은 생활 움직임에도 쉽게 바뀐다
- 입욕 · 배설 · 기상 등 혈압이 바뀌기 쉬운 타이밍에 주의한다

고령자는 혈압 변동이 일어나기 쉽다

'겨울철에 욕실에서 쓰러졌다'

'식후에 의식을 잃었다'

'기상 후 현기증을 일으키며 쓰러졌다'

이런 사고는 일상생활 속 고령자의 혈압 변동이 일어나기 쉽다는 특징과 관련이 있다.

첫 번째는 겨울철 온도 차에 따른 혈압 변동으로 히트 쇼크가 발생한 것이다. 추운 장소에서는 혈관 수축으로 혈압이 높아지는데, 뜨거운 물에 몸을 담그면 혈관이 확장되어 혈압이 낮아진다. 히트 쇼크는 이런 급격한 혈압 변동이 원인이 되어서 나타난다.

또한 식후에는 소화를 위해 내장에 혈액이 집중되기 때문에 혈압이 낮아지기 쉽다. 그래서 '졸고 있는 줄 알았는데 알고 보니 의식을 잃은' 경우도 종종 발생한다.

그 밖에도 잠에서 깬 뒤 갑자기 자리에서 일어서려다 혈압이 급격히 떨어져 (기립성 저혈압) 현기증이나 후들거림, 의식 소실 등이 발생하는 경우도 있다.

복용하는 혈압약도 파악한다

강압제나 승압제 등 혈압을 조절하는 약을 복용하고 있는 경우도 주의해야 한다. 약의 효과가 너무 강해서 혈압이 급격하게 변동하는 경우가 있기 때문이다.

또한 복용량 변경 직후에도 이런 증상들이 나타나기 쉬우니 주의가 필요하다.

【급격한 혈압 변동의 예】

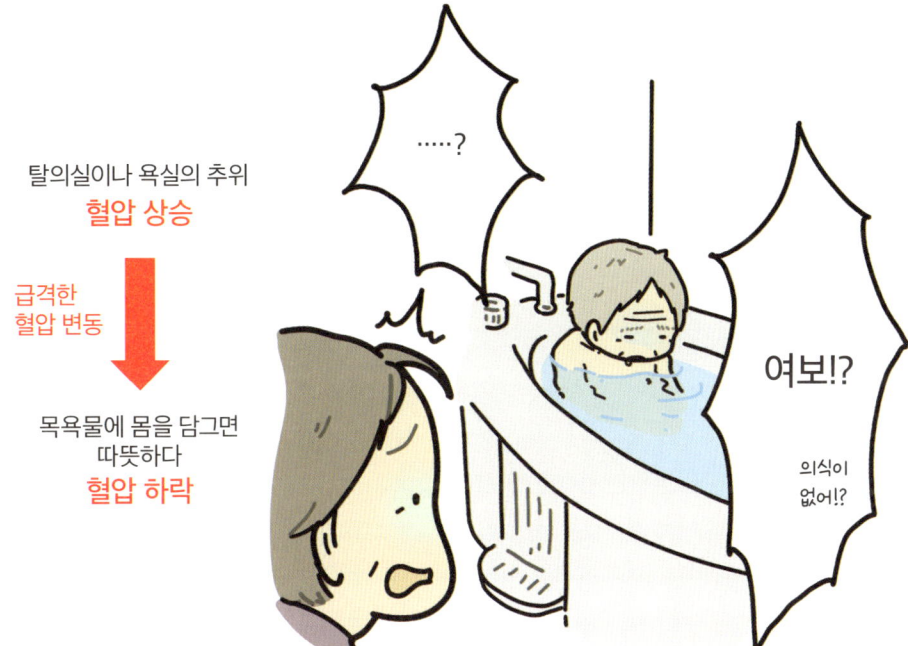

탈의실이나 욕실의 추위
혈압 상승

급격한
혈압 변동

목욕물에 몸을 담그면
따뜻하다
혈압 하락

…..?

여보!?

의식이
없어!?

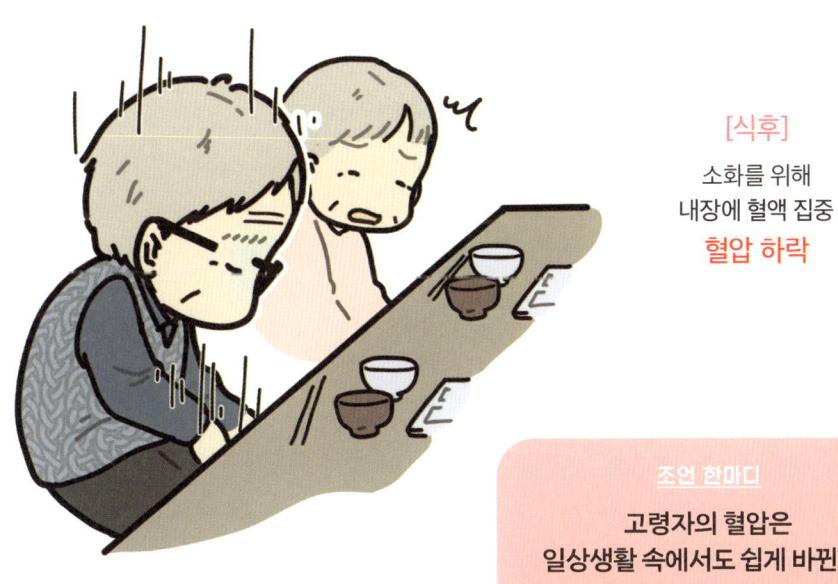

[식후]
소화를 위해
내장에 혈액 집중
혈압 하락

조언 한마디
**고령자의 혈압은
일상생활 속에서도 쉽게 바뀐다!**
변동이 일어나기 쉬운 행동을 파악하고
내복약 확인도 잊지 말자!

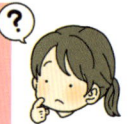

식욕이 떨어지는
이유는 무엇일까?

- 식욕 부진은 영양 불량이나 탈수뿐만 아니라 체력이나 병의 회복에도 영향을 끼친다
- 타 직종 또는 가족과 협력하면서 대책을 세우자

식욕 부진은 몸의 위험 신호

돌봄 시설이나 병원에 들어가는 순간 식욕이 떨어져 식사를 하지 못하는 경우가 많다. **전체적인 식사량이 감소하면 필요한 에너지나 영양소가 부족해져서 영양 불량이나 탈수 위험이 점점 커진다.** 또한 영양 부족 상태에서는 치료나 재활도 원활히 진행되지 못한다.

나이가 들면 소화기 계통(구강 내·위·장)도 점점 노화된다. **여기에 미각·후각·시각·인지 기능 저하가 맞물리면서 식욕 부진이 심각해진다.**

원래 어떤 식생활을 했고 기호품이 무엇인지 가족에게 확인하고, 음식을 좀더 먹음직스럽게 담는다든가, 음식 형태를 먹기 쉽게 바꾼다든가, 경우에 따라 보조 영양 식품을 추가하는 방법 등도 염두에 두면서 적절히 대응하자.

틀니나 제한식이 계기일 때도 있다

소화 기능이나 활동량 저하 이외에도, 틀니가 맞지 않아서 식욕 부진에 빠지는 경우도 많다. 틀니를 끼웠을 때 통증이 있거나 음식을 씹는 데 불편함을 느낀다면 간호사나 가족과 의논해서 치과 진료를 검토하자.

또한 병원에서 고혈압이나 당뇨병 환자에게 제공하는 **염분 제한식, 칼로리 제한식**도 식욕 부진을 부르는 계기가 되기도 한다. 염분이나 칼로리가 제한되어 맛이나 풍미가 저하된 음식이 입에 맞지 않아 섭취량이 크게 감소하는 경우가 있으니 식사량 확인 후 의사나 영양사와 상의하는 것도 중요하다.

【식욕 부진에 빠지는 원인】

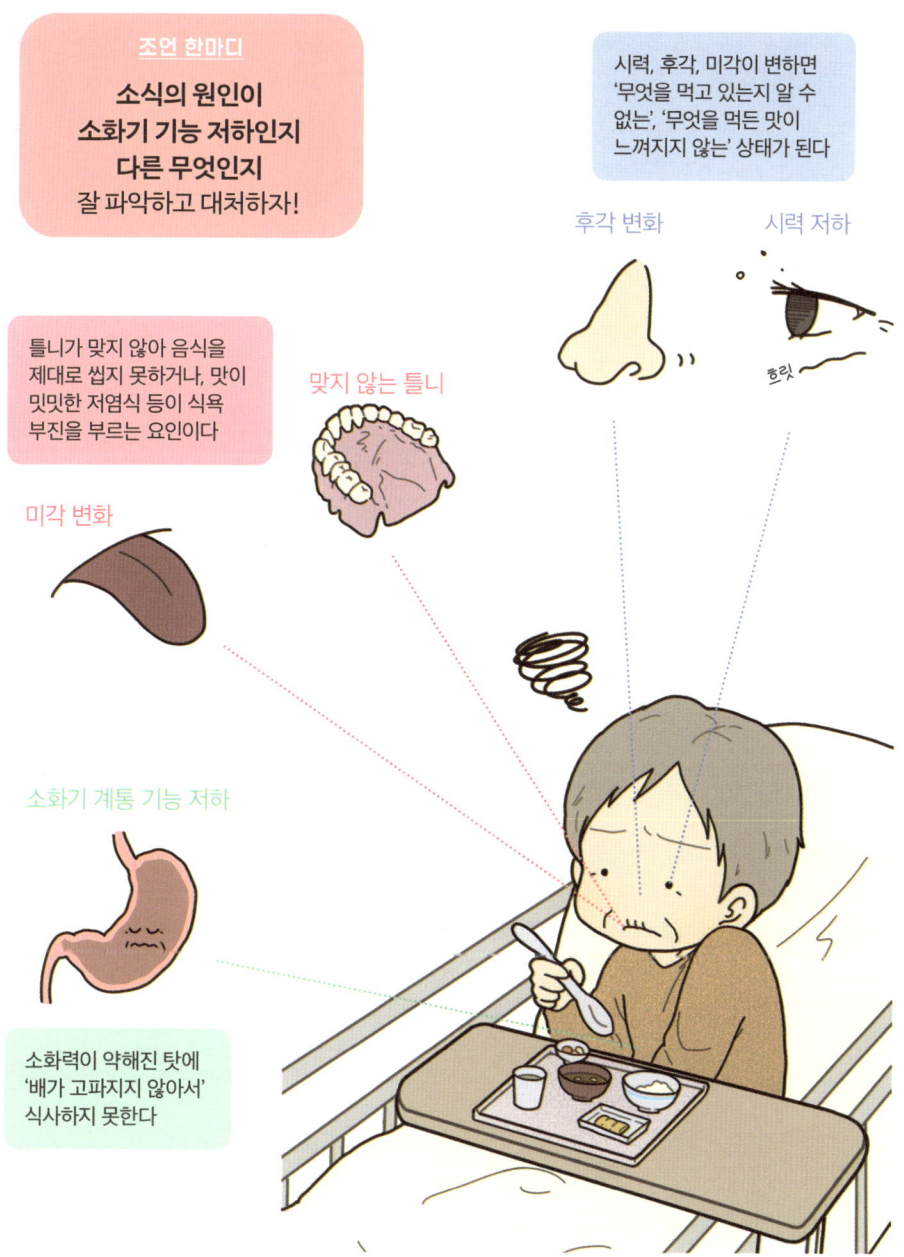

조언 한마디

**소식의 원인이
소화기 기능 저하인지
다른 무엇인지
잘 파악하고 대처하자!**

시력, 후각, 미각이 변하면
'무엇을 먹고 있는지 알 수
없는', '무엇을 먹든 맛이
느껴지지 않는' 상태가 된다

후각 변화

시력 저하

흐릿

틀니가 맞지 않아 음식을
제대로 씹지 못하거나, 맛이
밋밋한 저염식 등이 식욕
부진을 부르는 요인이다

맞지 않는 틀니

미각 변화

소화기 계통 기능 저하

소화력이 약해진 탓에
'배가 고파지지 않아서'
식사하지 못한다

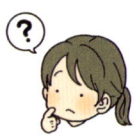

변비 · 설사를 자주 하는 이유는 무엇일까?

- 나이 때문에 생기는 변비는 몸속 수분량 저하 등이 원인인 경우가 많다
- 설사약 투여 후에는 활동을 자제하는 등의 리스크 관리가 필요하다

근력 저하로 배설 능력이 약해진다

나이가 들어 위장 활동이 약해지고 복압과 골반 주위 근력이 저하되면 배설하는 힘이 약해져서 **변비**가 되기 쉽다. **식사량 또는 수분 섭취량이 감소하거나 이뇨제 같은 약의 영향으로 몸속 수분량이 감소**하는 것도 원인 중 하나다.

설사약 투여 후의 리스크 관리

식사를 개선하고 적당한 운동을 해도 변비가 개선되지 않으면 **설사약을 처방**하는 경우가 있다. 설사약을 복용하면 **배설 제어가 어려워져** 설사와 변비를 반복하기도 한다. 자주 화장실을 드나들다 보면 **변실금**을 하는 경우까지 생긴다. 이런 경험은 고령자의 자존심에 큰 상처를 입힌다. 게다가 **한꺼번에 배변했을 때 혈압이 떨어질**(배변성 실신) 위험도 있다.

참고로, 설사약에는 **장을 자극해 배설을 촉진하는 방식**과 배설이 쉽도록 **변 자체를 무르게 만드는 방식** 등 여러 종류가 있다. 전자는 **약의 효과가 너무 강하면** 복통을 일으키고, 후자는 **많이 복용하면 변이 묽어져서 변실금으로 이어질 수 있다.** 따라서 고령자의 상태에 맞춰 약의 종류와 양을 조절한다.

【변비의 원리】

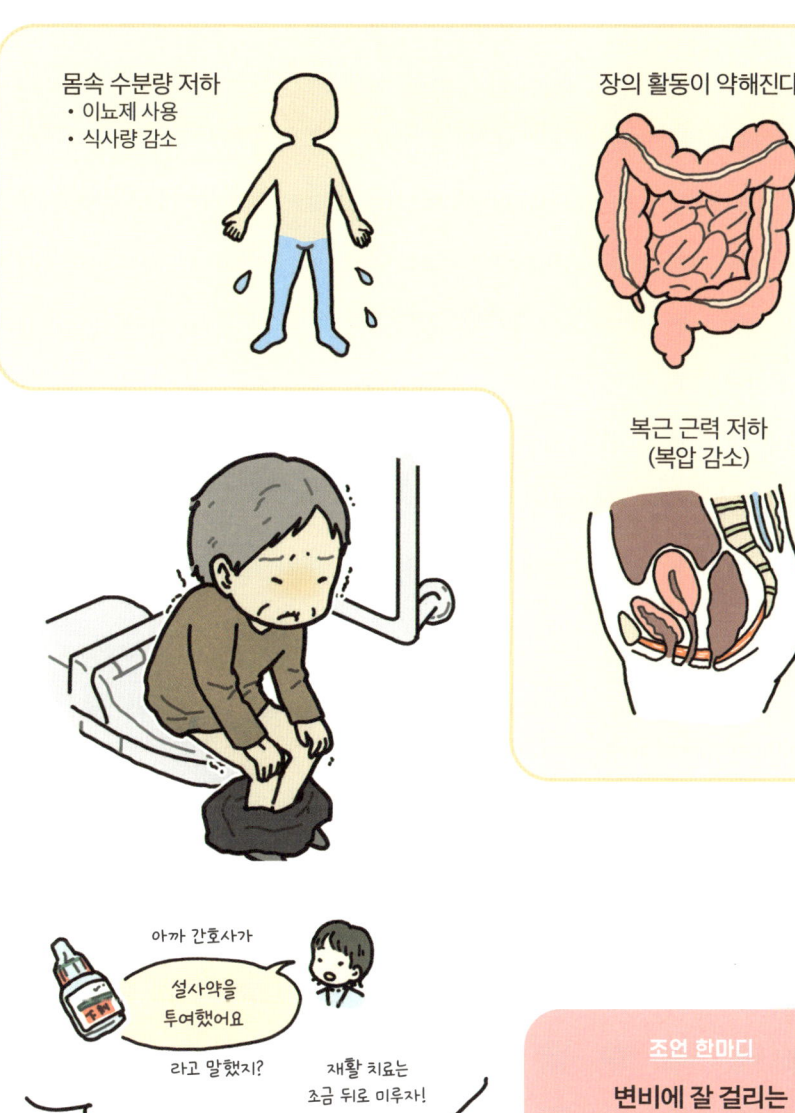

몸속 수분량 저하
- 이뇨제 사용
- 식사량 감소

장의 활동이 약해진다

복근 근력 저하
(복압 감소)

아까 간호사가

설사약을
투여했어요

라고 말했지?

재활 치료는
조금 뒤로 미루자!

그러고
보니…

조언 한마디

**변비에 잘 걸리는
고령자 중에는
설사약을 일상적으로
사용하는 사람이 많다.
사용 후의 행동이나
스케줄 관리에 주의하자!**

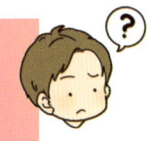

독감·폐렴에 자주 걸리고, 백신 효과도 약해지는 이유

- 획득 면역은 나이가 들면서 면역력이 떨어지기 쉽다
- 감염증에 걸리기 쉬워지고 중증으로 악화되기도 한다

면역 기능에 관하여

면역 기능은 세균이나 병원체 등 이물질로부터 몸을 지키기 위해 필요한 몸의 시스템이다. '**자연 면역**'과 '**획득 면역**'의 두 종류로 나뉘는데, 나이가 들면서 변화하기 쉬운 쪽은 후자로 알려져 있다. 백신을 접종해도 효과가 약하거나 추가 접종이 필요한 것은 획득 면역 저하와 관련이 있다.

면역 저하는 나이가 듦에 따라 면역에 관여하는 **면역 세포**(대식 세포, T세포, B세포 등)의 수가 줄어들거나 활동이 저하되어서 발생한다. 그 결과 **세균이나 병원체가 몸속으로 들어왔을 때 그것을 발견하거나 공격하는 힘이 약해져서 '폐렴'이나 '독감' 같은 감염증에 걸리기 쉬워진다.**

또한 염증을 억제하는 힘도 약해지기 때문에 회복이 늦어지고 중증으로 발전할 위험도 커진다.

주의해야 할 감염 대책

면역력이 떨어지기 쉬운 고령자를 상대할 때는 감염 대책을 철저히 준수해야 한다. 돌봄 시설의 기본적인 감염 제어 대책은 '**병원체를 ① 들이지 않는다 ② 내보내지 않는다 ③ 확산시키지 않는다**'이다.

표준 예방 조치(Standard precautions)를 철저히 지키고, 병원이나 돌봄 시설의 감염증 대책 매뉴얼 등을 확인해서 고령자가 안심하고 지낼 수 있는 환경을 만들자.

【면역 기능의 종류와 활동】

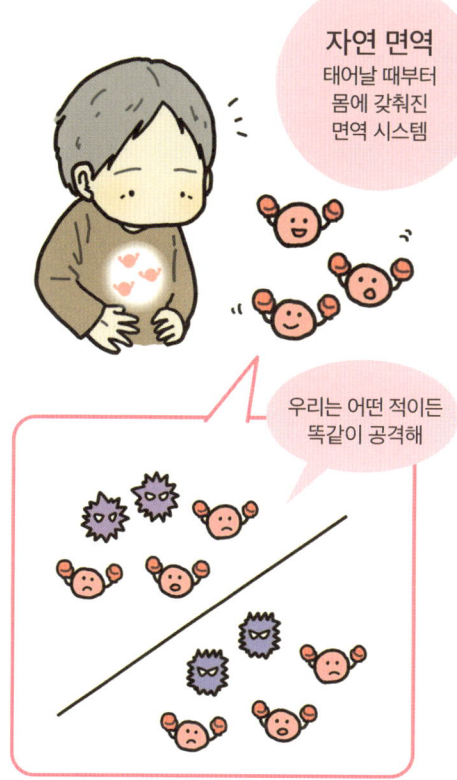

자연 면역
태어날 때부터
몸에 갖춰진
면역 시스템

> 우리는 어떤 적이든
> 똑같이 공격해

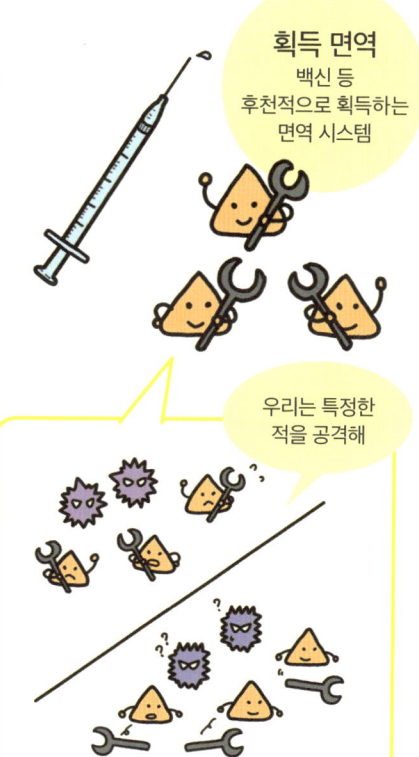

획득 면역
백신 등
후천적으로 획득하는
면역 시스템

> 우리는 특정한
> 적을 공격해

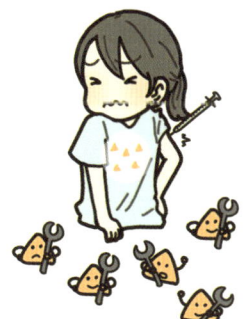

과거의 기억을 되살려서 무기(항체)를 만들어
공격하는 획득 면역이 떨어지기 쉽다(반응 저
하나 면역 기억 저하 등)

➡ 백신 효과가 약해지거나
감염증에 잘 걸리게 된다

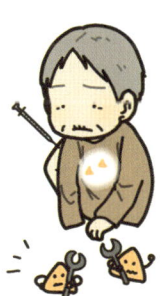

조언 한마디
고령자의 면역이 저하되는
원인과 위험성을 이해하고,
감염 대책을 철저히 지키자!

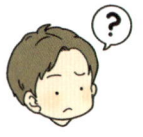

나이가 들수록
암에 걸릴 확률이 높아지는
이유는 무엇일까?

- 사실 고령자의 몸속에서는 만성 염증이 계속되고 있다
- 세포의 이상을 억제하는 힘이 약해져서 암에 걸리기 쉬워진다

면역 기능 저하가
암의 원인이 된다

최근 통계에 따르면, 암 사망자의 80 퍼센트 이상이 65세 이상 고령자라고 한다.

일반적으로 **암은 유전자 이상으로 발** 생한다고 알려져 있다. 고령이 되면 암에 걸릴 확률이 급격히 높아지는 것은 면역 기능 저하와 관련이 있다.

고령자의 몸속은 면역 기능 저하로 작은 염증이 만성적으로 계속되는 상태다. 이런 상태에서는 암을 억제하는 힘도 떨어진다. 또한 고령이 되면 세포 유전자 이상이 발생했을 때 그것을 복구하는 힘이 약해져서 세포가 암으로 변하기 쉬워진다고 추측하고 있다.

과거 흡연 경력이 있거나 애초에 세포가 손상되어 있는 사람은 암 발병 위험이 더욱 크다.

조기 발견을 위해서
할 수 있는 일

고령자의 암은 진행이 느리다는 인식이 있는데, 실제로는 중증도나 종류에 따라 진행 속도가 다르다.

수술, 항암제, 방사선 치료 등 암 치료는 고령자에게 신체적·정신적으로 큰 타격을 입히기 때문에 굉장히 괴롭다. 평소보다 몸 상태가 늦게 회복된다거나, 통증 호소가 계속된다거나, 체중이 감소하거나 하는 일상 변화에 주의를 기울여 조기 발견에 힘쓰는 것이 중요하다.

【암에 걸리는 원인】

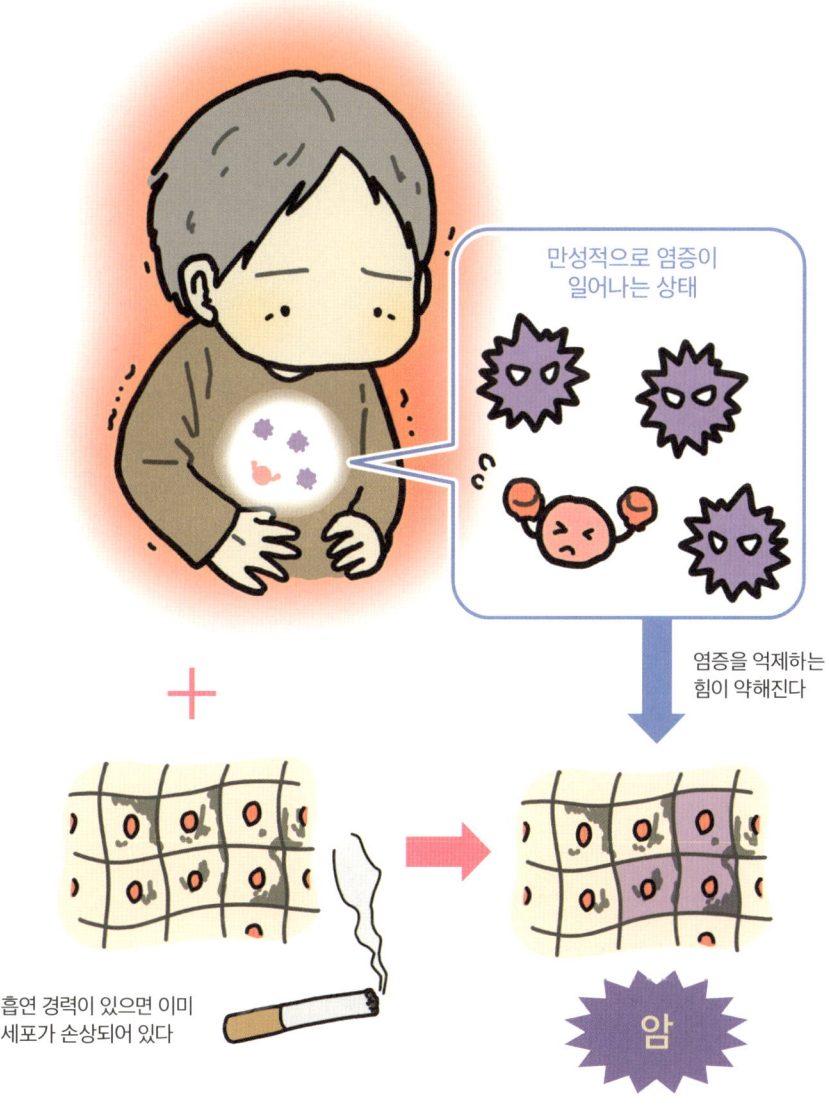

만성적으로 염증이 일어나는 상태

염증을 억제하는 힘이 약해진다

흡연 경력이 있으면 이미 세포가 손상되어 있다

암

면역 기능 저하는
감염증 위험뿐만 아니라
암 발생도 높인다는 것을
기억해 두자!

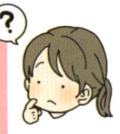

빈뇨·잔뇨감·요실금은 나이 탓?

 Point!

- 나이가 들면 신장의 예비 능력이 떨어진다
- 나이가 들면 방광, 요도(여성), 전립선(남성)에 변화가 일어나 빈뇨·잔뇨감·요실금이 늘어난다

비뇨기 계통의 노화로 발생하는 문제

나이가 들면 빈뇨·잔뇨감·요실금 등 비뇨기 계통에 문제가 생기는 일이 늘어난다. 가령 남성은 전립선 비대에 따른 요폐, 여성은 바깥요도조임근 기능 저하에 따른 요실금 등이 문제가 된다.

또한 나이가 들면 신장의 예비 능력이 저하되는 것도 문제다. 신장은 본래 충분한 예비 능력을 갖추고 있어 어지간히 기능이 저하되지 않는 이상 자각 증상이 나타나지 않는다. 그러므로 신장 기능을 정기적으로 측정할 필요가 있다.

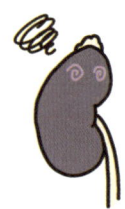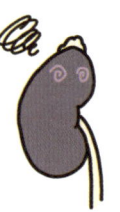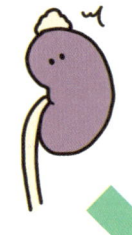

신장의 예비 능력의 사례
병으로 한쪽 신장의 기능이 저하되더라도 남은 신장이 대신 일한다

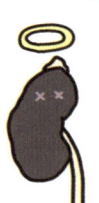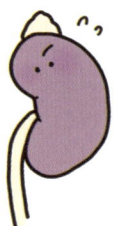

조언 한마디

배뇨 장애뿐만 아니라 신장 능력 장애의 위험성도 높아진다. 악화되기 전부터 정기적인 검사가 필요하다!

【남녀별 비뇨기의 구조와 노화에 따른 변화】

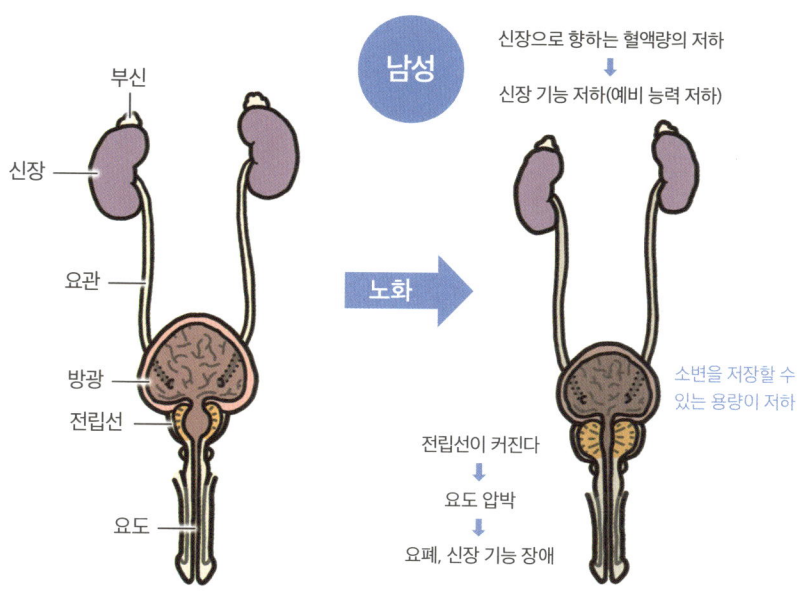

남성

신장으로 향하는 혈액량의 저하
↓
신장 기능 저하(예비 능력 저하)

부신

신장

요관

노화 →

방광

전립선

소변을 저장할 수 있는 용량이 저하

요도

전립선이 커진다
↓
요도 압박
↓
요폐, 신장 기능 장애

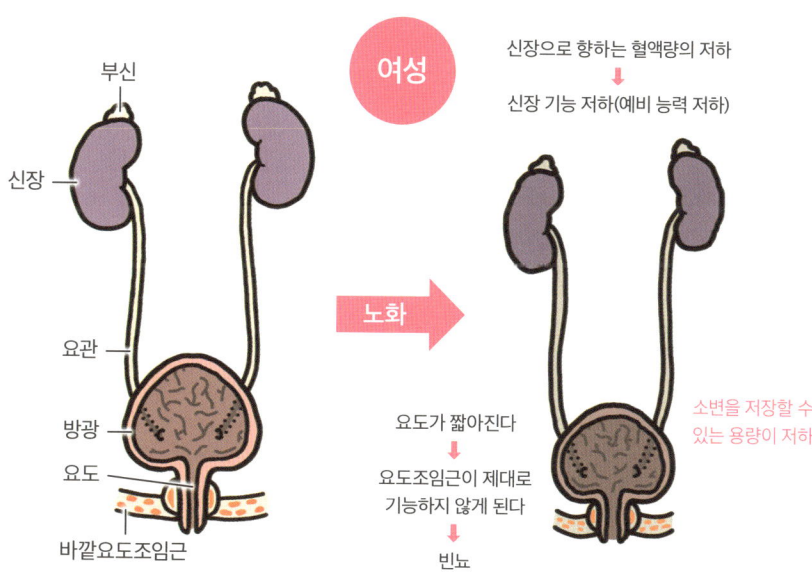

여성

신장으로 향하는 혈액량의 저하
↓
신장 기능 저하(예비 능력 저하)

부신

신장

요관

노화 →

방광

요도

소변을 저장할 수 있는 용량이 저하

바깥요도조임근

요도가 짧아진다
↓
요도조임근이 제대로 기능하지 않게 된다
↓
빈뇨

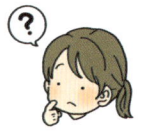

고령자에게서 탈수가 많이 발생하는 이유는 무엇일까?

- 노화로 신장 기능이 저하되면 탈수가 발생하기 쉬워진다
- 빈뇨나 발한, 병(당뇨병이나 고혈압 등), 내복약도 탈수 위험을 높인다

고령자의 몸속에는 수분이 부족하다

고령자의 배뇨 장애와 관련해서 알아 둬야 할 것이 또 있다. 바로 탈수 위험성이다.

사람의 몸은 60퍼센트가 수분인데, 고령자의 경우 수분이 50퍼센트까지 저하된다. 고령자는 수분 섭취가 조금만 줄어도 탈수를 일으키기 쉬우니 주의해야 한다.

먼저, 과거 병력이나 자각 증상을 자세히 살펴볼 필요가 있다. 또한 입원 중에는 링거 주사로 관리하고 있다고 안심하지 말고 평소의 식사·물 섭취량, 빈뇨나 실금, 재활 치료 중 발한 유무, 탈수 증상 유무 등을 항상 주의 깊게 살펴보자.

탈수 신호를 놓치지 않는다

실제로 고령자를 돌보는 사람은 고령자 본인의 호소나 외견상의 소견을 바탕으로 탈수 신호를 놓치지 않는 것이 중요하다.

가벼운 탈수일 때는 본인이 입이나 목의 건조, 노곤함, 일어설 때의 현기증 등을 호소하는 경우가 많다. 그 밖에 식욕 저하나 피부 건조도 두드러진다.

체온과 혈압, 맥박 등에서 변화가 보이고, 중증으로 진행되면 의식 장애가 나타나며, 심하면 죽음에 이르기도 한다.

【고령자의 탈수에 관하여】

[몸속 수분량]

60%   50%

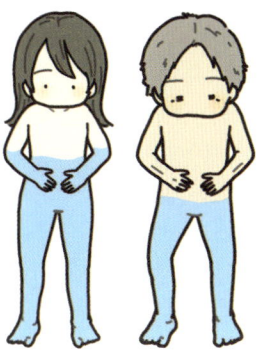

- 심장병 등으로 이뇨제를 복용하고 있다
- 고혈압(탈수로 인한 혈류의 감소를 메우기 위해 혈압이 높아진다)
- 당뇨병으로 소변량 증가
- 빈뇨나 요실금이 신경 쓰여 수분을 섭취하지 않는다
- 피부 감각 저하로 기온이 높아져도 자각하지 못한다 (에어컨을 사용하지 않는다)

[탈수의 주요 요인]

'목마름'을 자각하지 못한다

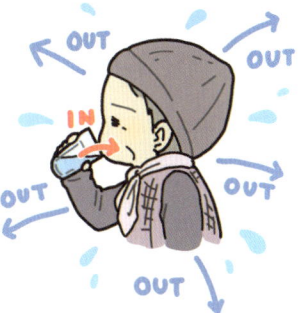

IN보다 OUT이 많다

[증상]

의식 장애

미열

피부, 입술, 혀의 건조

빈맥

혈압 저하 (혈압이 상승할 때도 있다)

기력 저하

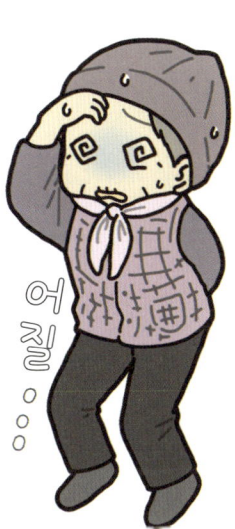

어질...

[호소]

목이 말라

아무것도 먹고 싶지 않아

몸이 노곤하고, 일어설 때 현기증이 나

탈수의 진단 기준을 복습하자!
- 채혈 데이터(적혈구 용적률 높음, 요소질소/크레아티닌 비율이 25 이상, 요산 수치 7mg/dL 이상 등)
- 기립성 저혈압·기립성 맥박 증가, 액와 (겨드랑이)·점막·피부·구강 내 등의 건조, 안구의 함몰, 의식 장애(섬망)

조언 한마디
고령자는 탈수를 일으키기 쉽다.
눈에 보이지 않는 탈수를 놓치지 말고, 증상이나 상태 변화에 주의하자!

100세에도 식사를 즐기기 위해 필요한 세 가지 습관

필자는 지금까지 병원·돌봄 시설·재택 돌봄 등 다양한 환경을 경험하는 가운데 100세가 넘어서도 '먹는 것이 유일한 즐거움'이라며 활기차게 생활하는 고령자를 간혹 만날 수 있었다. 그리고 **100세가 되어서도 식사를 즐기는 사람에게는 세 가지 공통점**이 있다는 것을 알게 되었다.

필자의 증조할머니도 106세까지 장수하셨는데, 돌아가시기 직전까지도 **가족이 만든 밥을 자신의 힘으로 드시는** 것을 즐거움으로 여기며 사셨다(100세 생신 기념으로 만들어 드린 스테이크를 맛있게 드셨을 때는 깜짝 놀랐다).

재택 돌봄 현장에서도 혼자 힘으로 움직이기가 어려워진 고령자에게 삶의 기쁨이 된 것은 식사였다. **'마지막 순간까지 자신의 힘으로 드실 수 있도록 돕고 싶다'**는 마음에서 이런저런 고민을 하는 가족도 수없이 만났다(예: 손가락으로 집어 먹을 수 있도록 작은 주먹밥을 만들어 드린다거나, 어떻게 해야 좀 더 먹음직스럽게 보일지 고민했다).

이 경우, 식사 자세에 주목해서 의자와 식탁의 위치와 높이 등을 조정하고, 식사 도구를 적절히 고르는 것이 중요하다. **다양한 관점에서 '어떻게 해야 자기 힘만으로 드실 수 있을까?'를 생각하는 것이 필요**하다.

100세가 되어서도 식사를 즐기는 사람의 세 가지 특징

- 구강 관리를 게을리하지 않는다
- 습관적으로 구강 체조를 한다
- 정기적으로 적당한 운동을 한다

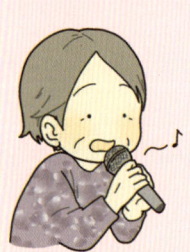
목 훈련

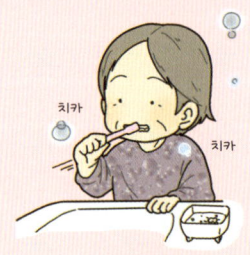
구강 관리

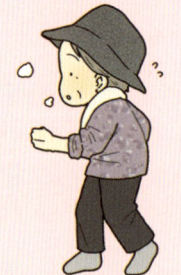
적당한 운동

Part 2

고령자의
움직임에 관하여

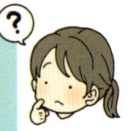

움직임이 느려지는 원인은 체력 저하만이 아니다!

- 근력 이외에 시력·인지력·균형 능력·반응 속도나 정신적인 불안감과도 관련이 있다
- 원인을 알면 좀 더 안전하게 개인의 의욕으로 이어지는 대응을 할 수 있다

고령자의 '느린 움직임'에는 이유가 있다

고령자의 움직임이 느려지는 원인은 단순히 체력이 저하되어서가 아니다. 움직임이 느리다 = 체력이 떨어졌기 때문이라고 안일하게 생각하기 쉽지만, 체력은 어디까지나 수많은 요소 중 한 가지에 불과하다.

젊은 사람을 예로 들어보겠다. 어떤 사람이든 캄캄한 어둠 속이나 젖어서 미끄러운 바닥 위를 걸을 때, 혹은 굽이 높은 구두를 신고 걸을 때는 천천히 신중하게 움직인다. 또한 허리 또는 무릎에 통증이 있거나 줄곧 앉아 있던 상태에서 갑자기 움직일 때는 자연스레 움직임이 느려진다.

인지 기능 저하로 신중해진다

사실은 고령자도 이와 같은 상황이다. 움직임이 느려지는 배경에는 나이가 드는 데 따른 인지 기능이나 신체 기능 저하, 과거의 트라우마나 정신적인 불안감 등이 자리하고 있다. 이런 원인을 고려하지 않고 단순히 움직임이 느리다고 재촉하거나 운동을 강요해서는 아무것도 해결되지 않는다.

안경 도수를 조정하거나, 보행 보조기구 등을 사용하거나, 집 안을 정리하고 조명 밝기를 조정하는 등 환경 측면까지도 시야를 넓혀서 대응하자.

【움직임이 느려지는 배경 요인】

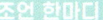

조언 한마디

어떤 상황에서도 안심하고 의욕적으로 움직일 수 있도록,
**고령자의 움직임 특징을
대략적으로 이해하고 대응하자!**

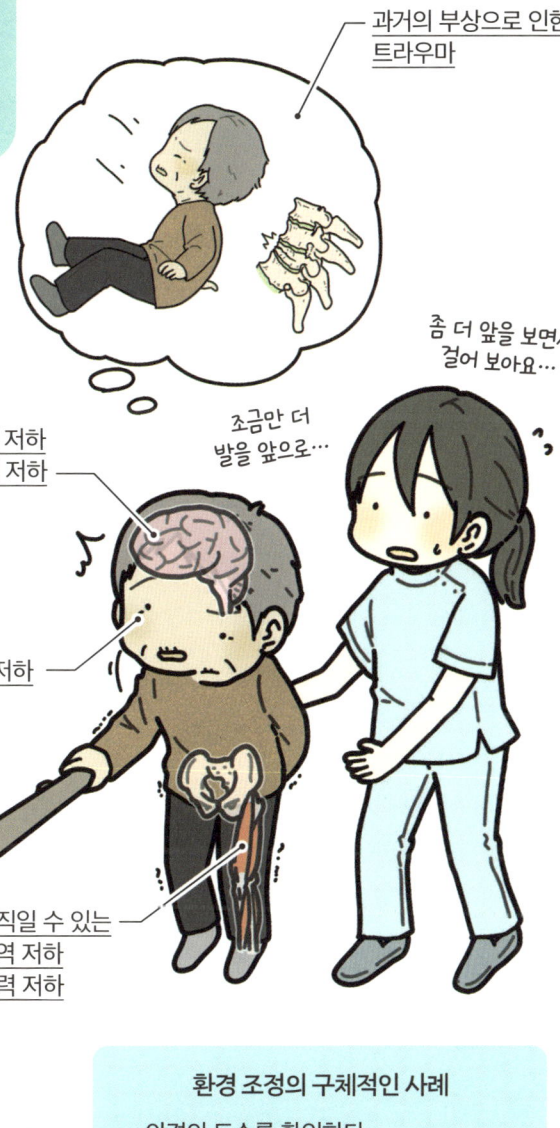

과거의 부상으로 인한 트라우마

좀 더 앞을 보면서 걸어 보아요…

조금만 더 발을 앞으로…

주의력 저하
판단력 저하

시력 저하

와 잘 걸으시네요!

움직일 수 있는 영역 저하
근력 저하

환경 조정의 구체적인 사례

· 안경의 도수를 확인한다
· 야간에도 복도가 어둡지 않도록 조명을 켜 놓는다
· 걸을 때 방해가 되지 않도록 집 안의 물건을 정리정돈한다
· 몸에 맞는 지팡이나 신발을 고른다

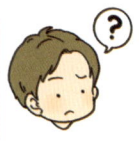

균형을 잘 잡지 못하는 이유는 무엇일까?

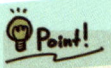

- 균형 능력은 다양한 요소를 통해 유지된다
- 나이가 들면 신체 기능이 저하되는데, 여기에 내복약 부작용이나 통증이 더해지면 균형을 잃기 쉽다

'균형 능력'의 중요성

고령자는 넘어지는 일이 많은데, 넘어지면 골절되어 누워서 생활하게 될 수 있다. 그래서 재택 돌봄 현장이나 임상 현장에서는 '고령자가 넘어지지 않도록' 진지하게 대책을 세운다. 그러나 고령자가 왜 잘 넘어지는지에 대한 올바른 지식이 없다면 고령자의 활동 반경을 제한하는 과잉보호가 되기도 한다.

우리는 넘어지지 않도록 무의식적으로 균형을 잡으면서 살고 있다. 이 균형 능력은 한마디로 표현할 수 없을 만큼 복잡한 요소가 얽혀서 유지된다. 가령 발밑을 보지 않고도 걸을 수 있는 것은 발바닥에 전해지는 감각이나 관절 위치 등을 알고 있어서다(심부 감각과 표면 감각). 또한 장애물이 눈에 들어오면 순간적으로 피하고(시각), 다른 사람과 살짝 부딪혀 균형을 잃더라도 금방 균형을 바로잡을 수 있다(평형감각·반응 속도·운동 능력).

사고로 무너지는 균형 능력

고령자가 되면 이런 균형 능력이 조금씩 저하된다. 발열, 탈수 등이 나타나거나 내복약 부작용 또는 통증 등의 영향이 더해지면 균형 능력이 더욱 악화된다.

외출 시 몸 상태와 시간을 관리하고(출퇴근·등하교 시간은 피한다) 몸에 맞는 신발을 고르는 등 주위 환경을 고려해서 복장을 갖추는 것도 사고를 피하는 효과적인 대책이다.

【젊은 사람과 고령자의 균형 능력 비교】

젊은 사람

의식하지 않아도 몸이 순간적으로 반응해 균형을 유지한다

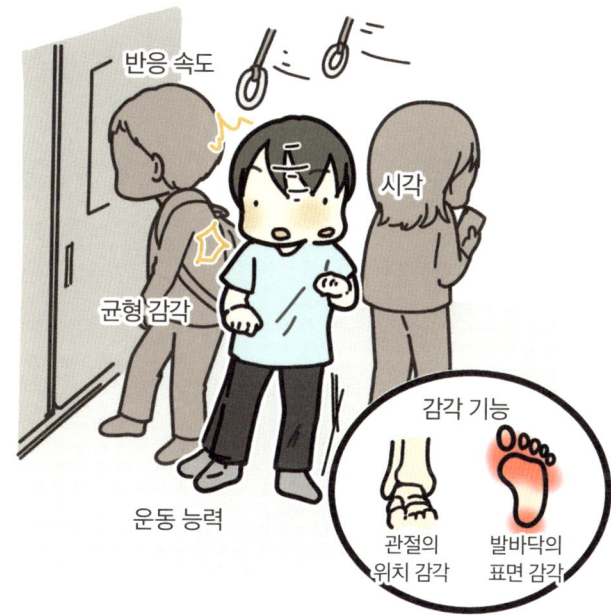

반응 속도

시각

균형 감각

운동 능력

감각 기능

관절의 위치 감각

발바닥의 표면 감각

고령자

나이가 들면서 시력, 감각 기능, 운동 능력, 반응 속도가 저하되고 통증이나 내복약 부작용 등이 영향을 끼쳐 균형을 잃기 쉽다

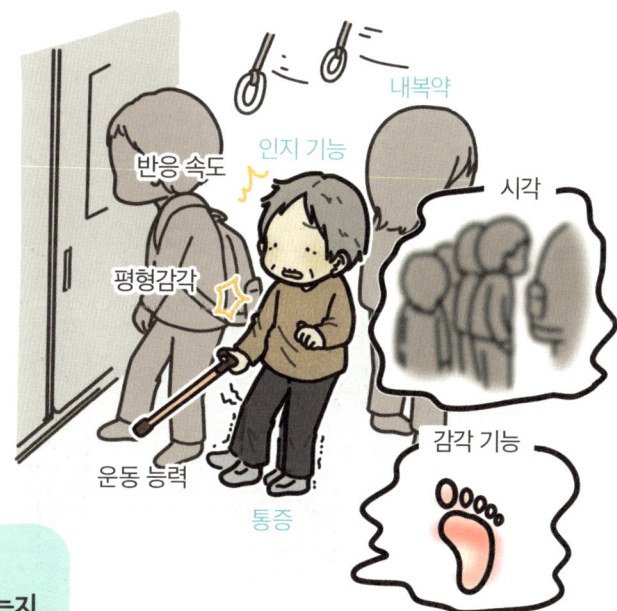

반응 속도

인지 기능

내복약

평형감각

시각

운동 능력

통증

감각 기능

조언 한마디

어디에서 오류가 발생하는지 이미지를 떠올리면서 적절히 보조하자!

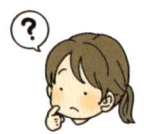

젊은 사람과 고령자의 균형 능력의 차이

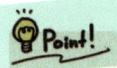 **Point!**

- 균형 능력에는 족관절·고관절·스텝이라는 세 가지 전략이 있다
- 고령자는 고관절을 이용한 균형 전략이 중심이다

세 가지 균형 전략

고령자가 잘 넘어지는 것은 균형 감각과 큰 관련이 있다. 우리는 서 있을 때 세 가지 균형 전략을 상황에 맞춰 사용하는데, 그것은 족관절·고관절·스텝 이다.

젊은 사람과 고령자의 균형 전략

역 앞에서 누군가를 만나려고 기다리는 상황을 떠올려 보자. 기다리던 상대가 눈에 들어오면 우리는 상대도 자신을 발견하도록 손을 크게 흔들거나 까치발을 해서 몸을 높이곤 한다. 이때 넘어지

【족관절·고관절·스텝으로 균형을 잡는다(젊은 사람)】

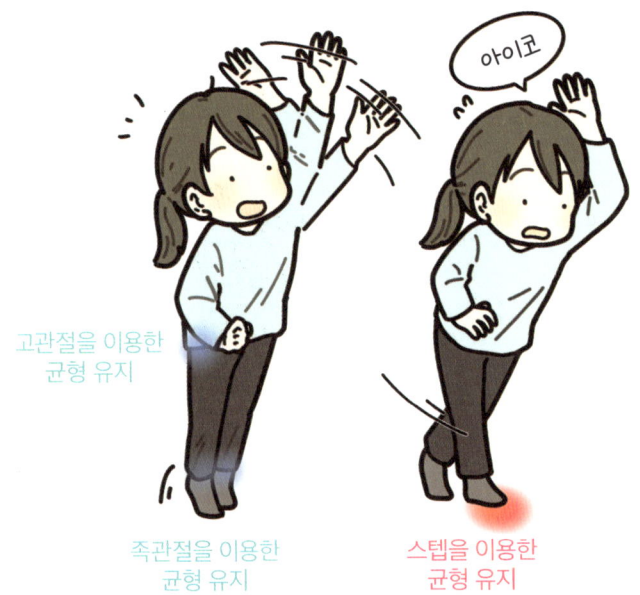

고관절을 이용한 균형 유지

아이코

족관절을 이용한 균형 유지

스텝을 이용한 균형 유지

지 않는 이유는 온몸이 조화를 이뤄 균형을 잡고 있기 때문이다. 발꿈치를 너무 높이 들어서 앞으로 쓰러질 것 같으면 **몸을 뒤로 젖혀서 균형을 잡는다**(고관절을 이용한 균형 전략). 그래도 쓰러질 것 같을 때는 **발을 한 걸음 앞으로 내딛어 균형을 유지한다**(스텝을 이용한 균형 전략).

고령자가 잘 넘어지는 이유

이처럼 우리는 **균형이 조금 무너졌을 때는 족관절을 중점적으로 사용하고, 그보다 크게 무너졌을 때는 고관절을 사용하며, 균형을 유지할 수 없게 되었을 때는 스텝을 한 발 내딛는** 식으로 세 가지 균형 전략을 상황에 맞춰 자연스럽게 사용한다.

그런데 **나이가 들면 발끝의 균형 감각이나 순발력이 떨어져 족관절과 스텝만으로 균형을 유지하기가 어려워져 고관절로 균형을 잡는 경우가 늘어난다.**

그래서 지면이 모래이거나 경사가 졌거나 젖어 있어 불안정할 때는 쉽게 넘어질 수 있다. 익숙하지 않은 신발이나 샌들을 신었을 때도 균형을 잘 잡지 못한다.

또한 손을 크게 흔들거나(내부에서의 흔들림) 다른 사람과 부딪히면(외부에서의 흔들림) 쉽게 넘어지는 것이다.

【족관절·고관절·스텝으로 균형을 잡는다(고령자)】

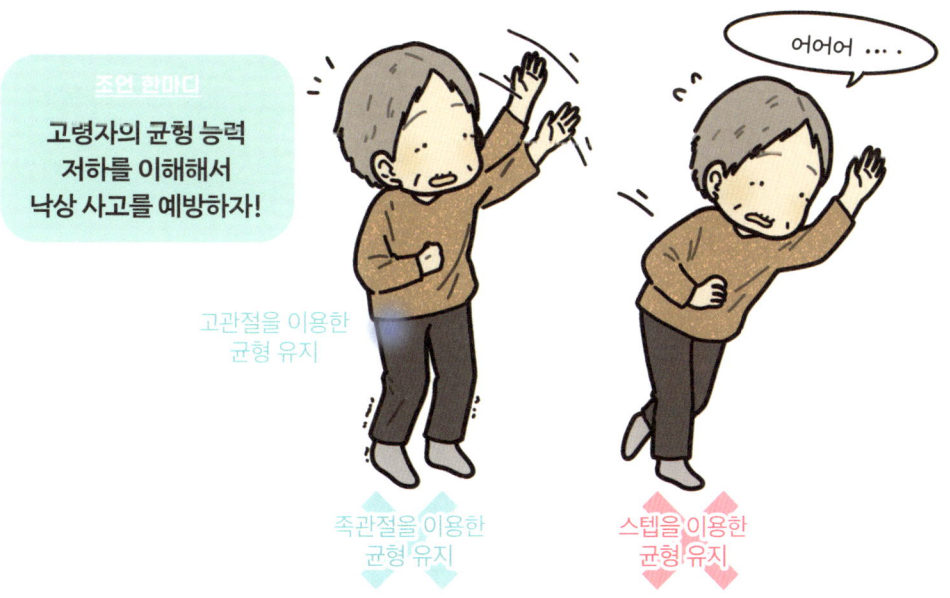

조언 한마디
고령자의 균형 능력 저하를 이해해서 낙상 사고를 예방하자!

어어어 ….

고관절을 이용한 균형 유지

족관절을 이용한 균형 유지

스텝을 이용한 균형 유지

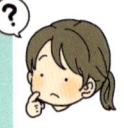

침대를 사용하지 않는 고령자는 각별한 주의가 필요하다!

- 바닥에서 일어서는 움직임의 메커니즘을 이해하자
- 실패하기 쉬운 패턴을 머릿속에 넣어 두자

바닥에서 일어서는 움직임에 주의한다

의료나 돌봄 현장에서 고령자가 많이 넘어지는 상황 중 하나는 **바닥에서 일어설 때**다. 고령자 중에는 침대보다 요와 이불을 애용하는 사람이 많다. 하지만 바닥에서 일어서는 움직임이 불안정해져서 **이부자리에서 일어날 때 넘어지는 사례가 매우 많다.**

입원 중에 침대에서 잘 때는 일어나는데 아무 문제가 없었는데 퇴원해서 다시 요와 이불을 사용하면서부터 이부자리에서 몸을 일으키지 못해 고생하기도 한다. 또한 집에서 넘어져 바닥에 쓰러졌을 때 어떻게 일어나야 할지 모르는 경우도 있다. 이 경우 돌보는 사람도 힘으로 일으키는 것 외에는 방법을 몰라서 당황한다.

고령자에게 어려운 움직임

이처럼 **이부자리나 바닥에서 일어서는 움직임은 고령자에게 어려운 움직임 중 하나다.**

바닥에서 일어서려는 움직임에 실패하는 사람은 대체로 **무게중심이 몸 뒤쪽에 남아 있는 채로 무리하게 일어서려는 경향이 있다.** 그러므로 일어설 때 무게중심이 어떤 흐름으로 이동하는지 이해하고 고령자를 돕자.

【침대와 이부자리에서 일어나는 움직임의 차이와 위험성】

병원의 침대

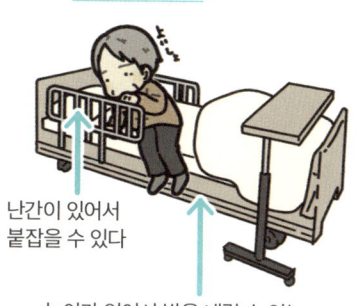

난간이 있어서
붙잡을 수 있다

높이가 있어서 발을 내릴 수 있는
까닭에 일어나기가 쉽다

집의 이부자리

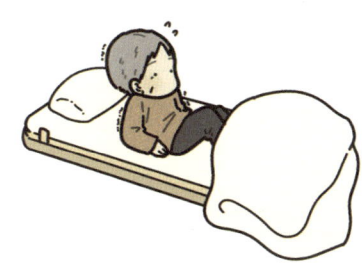

바닥에서 일어서기

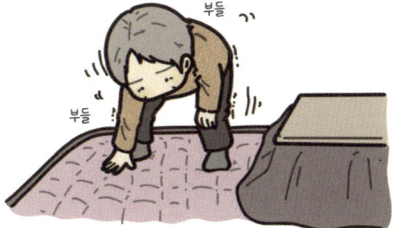

카펫 때문에 불안정하다
➡ 넘어지기 쉽다

【바닥에서 일어나는 움직임의 흔한 실패 사례】

①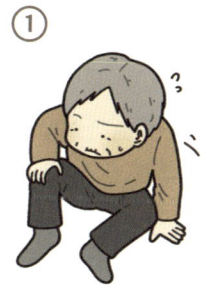

②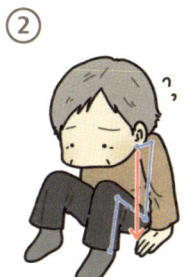

③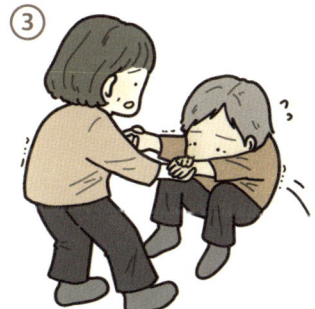

고령자가 실패하는 흔한 패턴

① 앉는 것까지는 성공하지만, 그 기세로 일어서려다 뒤로 넘어지는 경우
② 웅크린 자세에서 손을 몸 뒤쪽에 짚고 단숨에 일어서려 하는 경우
③ (혼자서 일어서지 못하는 경우) 바로 누운 자세의 고령자를 도우미가
   앞에서 양손을 잡아당겨 일으켜 세우려 하는 경우

【바닥에서 일어서는 움직임의 흐름】

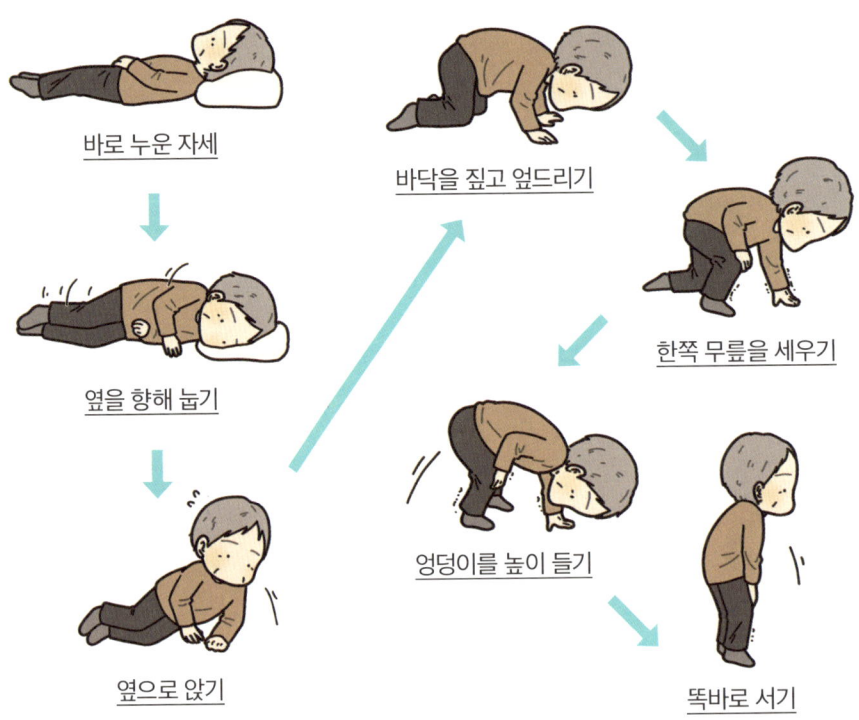

바로 누운 자세

옆을 향해 눕기

옆으로 앉기

바닥을 짚고 엎드리기

한쪽 무릎을 세우기

엉덩이를 높이 들기

똑바로 서기

무게중심의 위치에 주의한다

바닥에서 일어서려면 **바로 누운 자세 → 옆을 향해 눕기 → 옆으로 앉기 → 바닥을 짚고 엎드리기 → 한쪽 무릎을 세우기 → 엉덩이를 높이 들기 → 똑바로 서기**라는 수많은 자세를 거치게 된다. 또한 무게중심의 위치에 주목한다면 자신이 제어하기 쉬운 위치에 있는지 자연스럽게 알 수 있다.

이처럼 **자세를 하나하나 분리한 다음** '어떤 부분이 잘 안 되는지' 찾아내 그 부분을 연습하거나 옆에서 도와주어야 한다. '바닥을 짚고 엎드리기' 이후의 동작에 애를 먹는 고령자가 많으므로 이때 몸을 지탱할 수 있도록 안전 손잡이를 설치하는 것도 효과적이다.

특히 한밤중에 화장실을 갈 때나 잠자리에서 일어난 뒤에는 평소보다 몸의 중심을 잡지 못하는 경우가 많다. 또한 몸 상태가 좋지 않아 움직이기 어려운 경우도 염두에 두면서 환경을 조성할 필요가 있다.

고관절 반치환술을 받았거나 반신불수인 사람은 주의가 필요!

고관절 부상이나 병으로 **고관절 반치환술**을 받은 사람은 '금기 자세'에 주의해야 한다. 수술 방식에 따라 차이는 있지만, **수술받은 다리의 고관절을 깊게 굽히며 비틀거나 쓰러트리면 탈구될 위험**이 있다. 사전에 수술 여부와 수술 방식을 확인하는 것도 중요한 포인트다.

또한 **뇌질환 장애로 반신불수가 된 사람은 마비되지 않은 쪽 손발로 몸을 지탱하는** 등의 움직임을 생각할 필요가 있다.

【고관절 반치환술을 받은 사람과 반신불수인 사람이 일어서는 방법】

고관절 반치환술	뇌혈관 장애(반신마비)

고관절 반치환술

수술 방식이 후방 접근법일 경우

탈구 위험성
· 깊게 굽힌다
· 비튼다

뇌혈관 장애(반신마비)

마비된 쪽으로는 몸을 지탱하지 못한다
(좌측 반신마비인 경우)

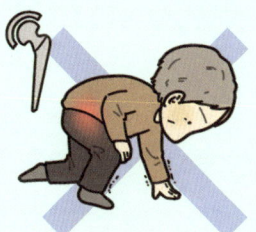

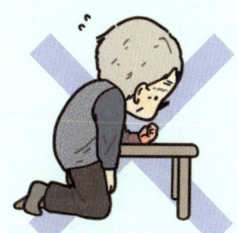

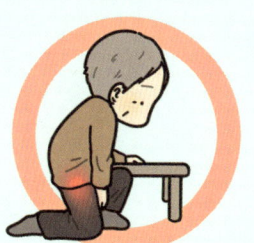

탁자를 이용해 건강한 쪽
다리로 선다

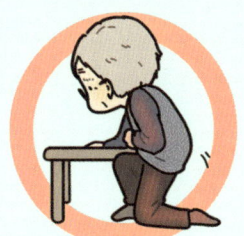

탁자를 이용해 건강한 쪽
다리를 앞으로 내민다

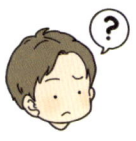

일어서는 움직임은
세 가지 장면으로 분리해서 생각한다!

- 일어서는 움직임에 필요한 것은 무게중심 이동·힘·균형의 세 가지이다
- 움직임이 어려워지는 포인트(의자의 높이·재질·바닥면)를 기억하자

일어설 때 필요한 것은 힘뿐만이 아니다

고령자가 '일어서려다 엉덩방아를 찧는' 모습을 종종 본다. 고령자 본인은 '이제 하체가 약해졌구나…' 하고 생각하겠지만, 이는 단순한 근력 문제가 아니다.

의자에서 일어서는 움직임을 살펴보면 크게 세 가지 장면의 조합으로 구성되어 있다. 그리고 각각 필요한 힘이 다르다. 이 가운데 어떤 부분에 문제가 생기면 엉덩방아를 찧거나 넘어지게 된다. 따라서 문제가 생긴 부분을 파악하고 그에 맞춰 대책을 세워야 한다.

또한 움직임을 어렵게 만드는 외부 요소가 일상 속에 숨어 있는 경우도 있다.

일어서는 움직임을 어렵게 만드는 요인

의자가 너무 낮거나 너무 푹신하면 몸을 앞으로 기울이기가 어렵다. 또한 푹신한 요나 매트리스 같은 불안정한 바닥은 일어설 때 발로 균형을 잡기가 어렵다.

발에 체중을 싣고 일어서는 움직임을 원활히 하기 위한 조건으로는 ① **안정적인 바닥** ② **좌면의 높이가 높은 의자** ③ **전방에 몸을 지탱할 수 있는 무엇인가** 등을 들 수 있다. 앞에서 한 이야기를 참고로 그 사람에게 맞는 대책을 생각하자.

【의자에서 일어서는 움직임과 무게중심의 위치】

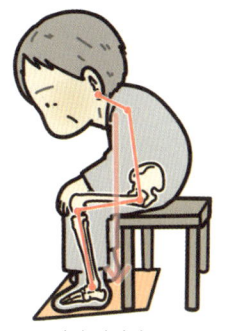

항중력근이
활동한다

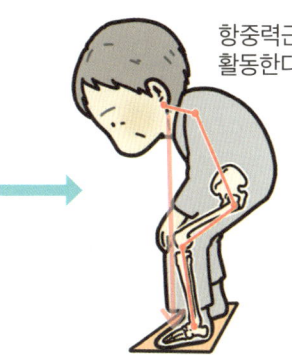

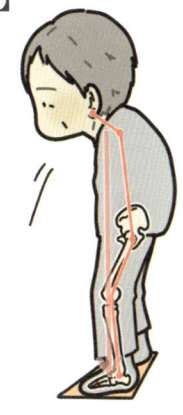

지지 기저면

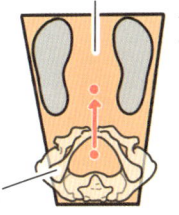

골반을
앞으로
기울인다

엉덩이를 든다

몸을 편다

무게중심의 이동

좌골

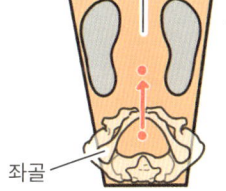

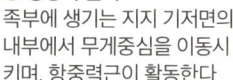

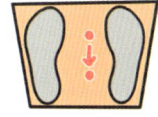

① **몸통을 앞으로 기울인다** :
골반을 앞으로 기울여 몸의
무게중심을 지지 기저면의
내부에서 족부로 이동시킨다

② **엉덩이 들기** :
족부에 생기는 지지 기저면의
내부에서 무게중심을 이동시
키며, 항중력근이 활동한다

③ **몸을 펴기** :
하체·몸통을 폄으로써 지지
기저면의 내부에 무게중심이
안정적으로 위치한다

<u>의자가 낮다</u>

· 무게중심을 앞으로 옮기지 못한다
· 근력이 필요하다
· 골반을 앞으로 기울이기가 어렵다

<u>의자가 지나치게 푹신하다</u>

· 무게중심을 이동
  시키기가 어렵다

<u>바닥이 불안정하다</u>

· 균형을 유지하기가 어렵
  다

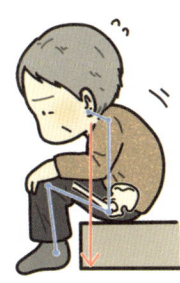

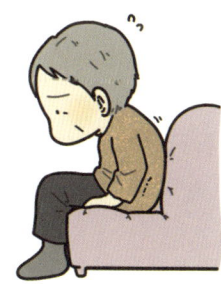

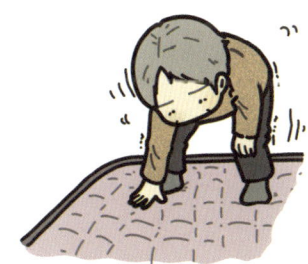

※ 지지 기저면: 몸을 지탱하기 위해 바닥과 접한
   부분을 연결한 범위에서 체중을 지탱하는 면적

조언 한마디

일어서는 움직임의 메커니즘을 이해하고,
어떤 부분에서 문제가 발생하는지 확인하자!

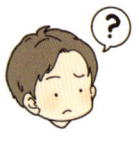

"인사하듯이 일어서세요"라고 말하는 이유는 무엇일까?

- 인사하는 듯이 보이는 이유는 무게중심을 앞쪽으로 이동시키기 때문이다
- 잘되지 않는 원인으로는 골반·고관절·족부 움직임 저하, 근력 부족 등이 있다

'인사하기'는 일어서는 움직임의 첫걸음

병원이나 돌봄 시설 등에서 재활 치료를 할 때 "인사하듯이 일어서세요" 하고 말하는 모습을 종종 볼 수 있다. 이는 일어서기 위해 필요한 어떤 요소를 유도하기 위한 조언이다. 이런 점을 이해하지 않고 그저 "인사하듯이 일어서세요"라고만 말하면 오히려 혼란을 초래할 수 있다.

여기에서는 '좋은 인사'와 '나쁜 인사'의 사례를 통해 필요한 요소를 확인해보자. '좋은 인사'인 경우 무게중심이 앞쪽으로 이동한다. 아무리 말해도 잘되지 않는다면 골반, 고관절, 족부 움직임 저하, 근력 부족 등의 원인 때문이라고 생각할 수 있다.

적절한 조언을 위한 힌트

재활 치료를 할 때는 '인사하기 연습'을 중요하게 생각한다. 일상생활을 할 때 잘되지 않는 원인을 찾아서 적절히 보조한다면 원활히 일어설 수 있게 된다.

가령 골반 움직임이 부족할 때는 "배꼽을 무릎에 붙인다고 생각하세요"라고 조언하면 원활히 할 수 있다. 또한 필요한 곳에 지지대로 삼을 안전 손잡이를 설치하는 것처럼 좋은 인사를 할 수 있는 환경을 만드는 것도 중요하다.

【'좋은 인사'와 '나쁜 인사'의 차이】

⭕ ── 좋은 인사 ──

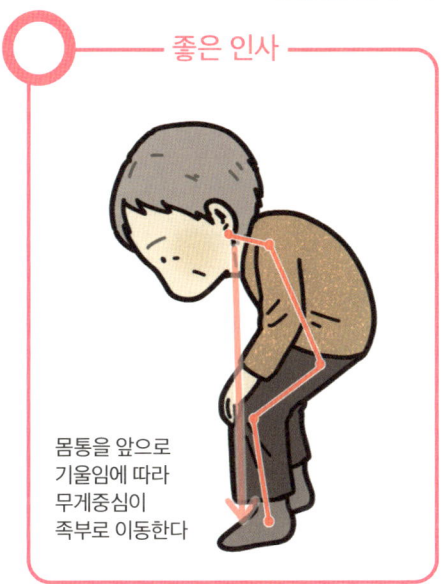

몸통을 앞으로
기울임에 따라
무게중심이
족부로 이동한다

── 나쁜 인사 ── ❌

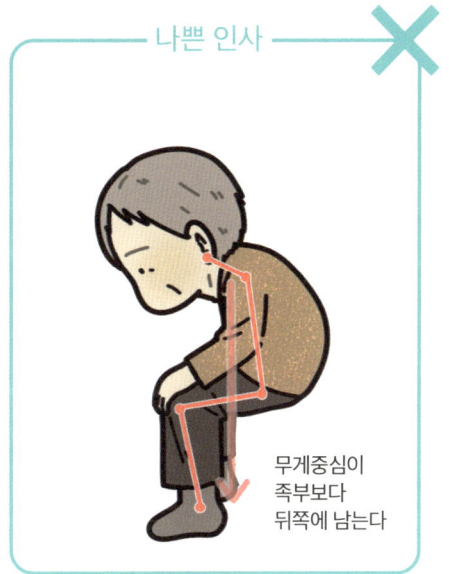

무게중심이
족부보다
뒤쪽에 남는다

【인사하기가 잘 안 되는 원인】

조언 한마디
인사하기를 통해
유도하려는 움직임을 이해해,
적절한 조언과 보조를 하자!

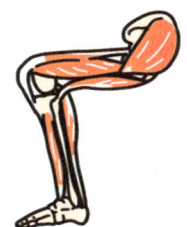

근력 부족

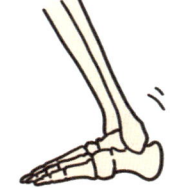

족부 가동성 저하

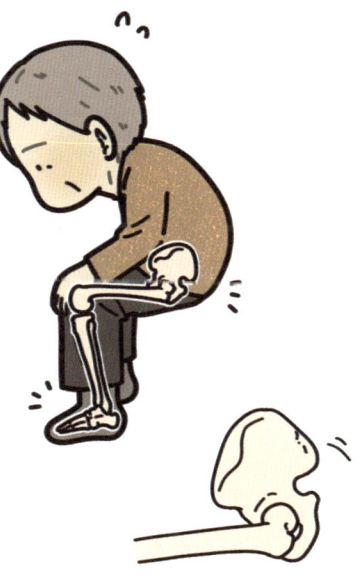

• 골반이 앞으로 덜 기울어짐
• 고관절 가동성 저하

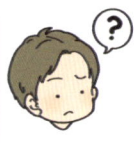

 안전 손잡이의 형태나 장소가
'할 수 있다'와 '하지 못한다'를 결정한다?

Point!

- 세로형·가로형·L자형 등 안전 손잡이 종류에 따라 이끌어낼 수 있는 능력이 다르다
- 안전 손잡이의 높이나 설치 장소에 따라 할 수 있는 것이 크게 달라진다

고령자의 '할 수 있다'와 '하지 못한다'

화장실이나 욕실, 계단이나 현관에 설치하는 '안전 손잡이'에는 세로형·가로형·L자형 등 다양한 형태가 있다. 이 형태와 설치 장소가 고령자의 '할 수 있다'와 '하지 못한다'를 결정한다.

여기에서는 기억해야 할 안전 손잡이의 형태와 기능에 관해 설명하겠다. 똑같은 안전 손잡이라도 설치하는 높이나 장소에 따라 이끌어낼 수 있는 능력이 달라진다.

【안전 손잡이의 종류】

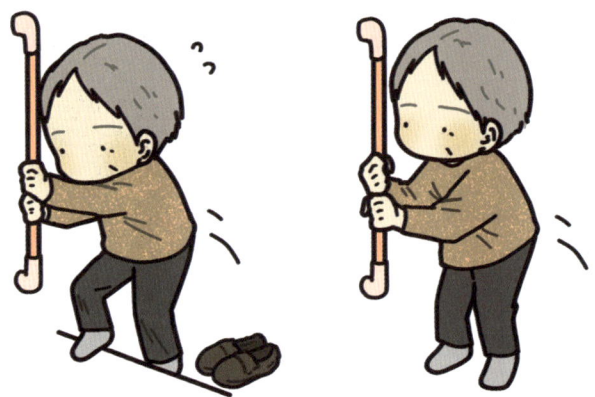

세로형 안전 손잡이
일어서기 위해 상하로 움직이거나 높낮이 차이가 나는 곳을 오르내릴 때 몸을 지탱하는 용도로 이용한다
➡ 잡아당기는 힘이 강한 사람에게 적합(몸을 끌어당겨서 안정시킨다)하다

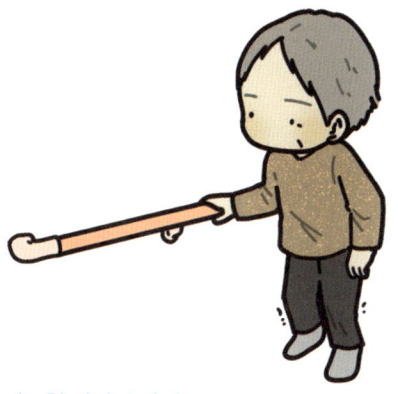

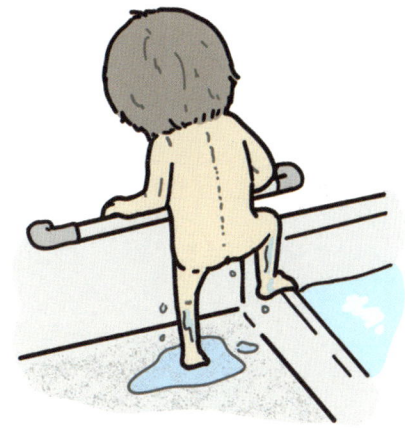

가로형 안전 손잡이

복도에 설치해 보행할 때 몸을 지탱하는 용도로 사용
하는 경우가 많으며, 양손으로 잡고 옆으로 이동할 수
도 있다(욕조에 들어가고 나올 때 등). 양쪽 벽에 설치
하면 양손으로 잡아당기며 일어서는 용도로 활용할
수도 있다

➡ 걸을 때 균형이 불안정한 사람, 일어날 때와 서 있
　을 때 보조가 필요한 사람에게 적합하다

> **조언 한마디**
>
> 안전 손잡이의 형태와
> 설치 환경에 따라
> '할 수 있다'와 '하지 못한다'가
> 달라지는 것을 이해하고
> 적절히 조언할 수 있도록 하자!

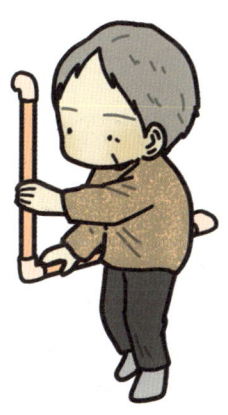

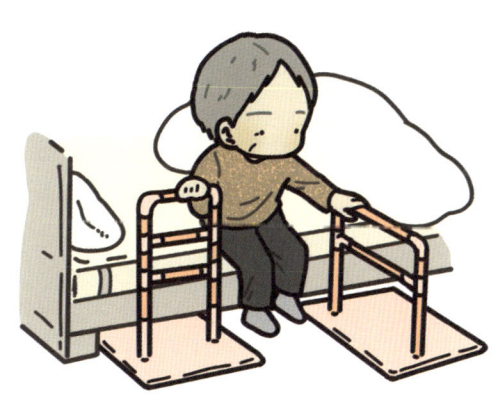

L자형 안전 손잡이

가로형·세로형 안전 손잡이를 조합한 형태로, 다양한
움직임을 보조하는 데 이용한다. 화장실이나 욕실 등
일어서는 동작 + 자세 유지·방향 전환 등 복수의 동작
이 필요한 장소에 설치한다

➡ 위의 동작을 할 때 보조가 필요하며 어떤 형상의 안
　전 손잡이든 사용할 수 있는 사람에게 적합하다

거치형 안전 손잡이

침실 침대 옆, 거실의 앉은뱅이 탁자 옆 등 안전 손잡
이를 설치할 수 없는 장소에 적합하다

➡ 바닥에서 일어설 때 지탱해줄 것이 필요하며 손으
　로 손잡이를 누르면서 일어설 수 있는 사람에게 적
　합하다

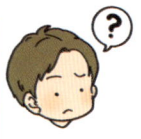

고령자 본인이 스스로 일어설 수 있도록 보조하는 방법의 세 가지 포인트

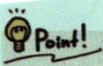 Point!

- 과도한 보조는 오히려 고령자 본인이 스스로 일어서지 못하게 만든다
- 일어서는 동작의 세 장면 중 어떤 부분에 보조가 필요한지 파악하는 것이 중요하다

힘에 의지한 과도한 보조가 되지 않도록 주의하자

임상·돌봄 현장에서는 일어서려는 고령자를 '엉덩이를 들어 올린다', '앞에서 잡아끈다·끌어안는다' 같은 방법으로 보조하는 모습을 종종 볼 수 있다. 일어서는 동작의 메커니즘을 이해하지 못한 채 힘에 의지해서 보조하면 그런 식이 되는데, 조금 과도한 보조일 수 있다.

일어서는 동작의 메커니즘

70~71쪽에서 설명한 일어서는 동작의 세 가지 장면 중 어떤 부분에 보조가 필요한지 파악하면 고령자 본인이 스스로 일어설 수 있도록 이끄는 보조를 할 수 있다.

【스스로 일어설 수 있도록 이끄는 보조】

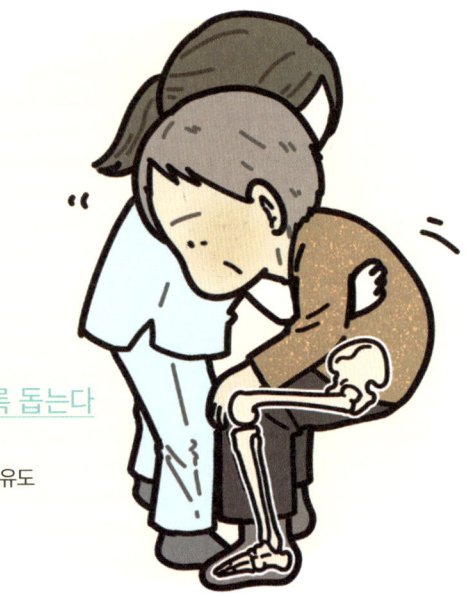

① 몸을 앞으로 기울이도록 돕는다

몸을 앞으로 기울이지 못한다

➡ 겨드랑이 보조로 유도·앞쪽에서 유도

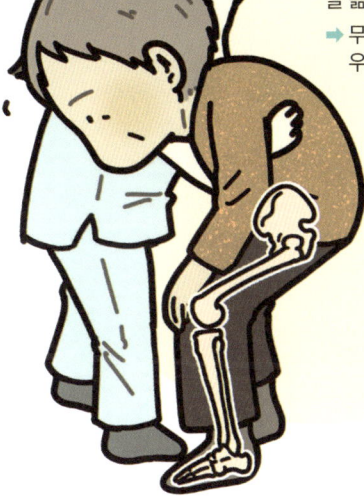

② 무게중심의 이동을 돕는다

엉덩이를 들지 못한다·다리로 무게중심을 옮기지 못한다

➡ 무게중심의 이동을 보조·엉덩이를 띄우는 타이밍만 보조

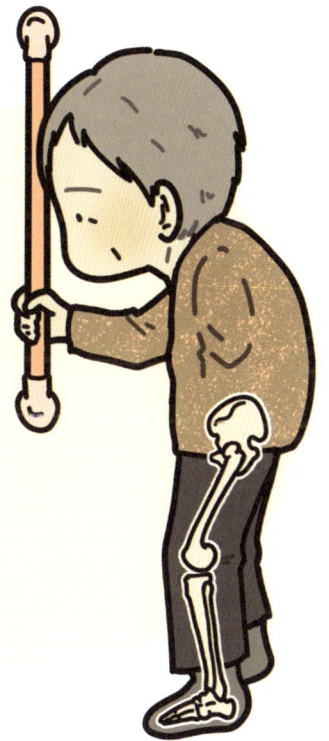

③ 벽이나 안전 손잡이를 사용한다

엉덩이를 띄운 뒤 일어서는 데 어려움을 겪는다

➡ 벽·안전 손잡이를 이용한다·
   몸을 일으키는 부분만 보조

조언 한마디

일어서는 동작의
세 가지 장면에서
어떤 부분을 보조하면
스스로 일어설 가능성을
높일 수 있을지 생각하면서
대응하자!

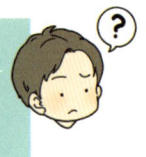

고령자의 보행의 특징과 주의해야 할 환경 요인

 Point!

- 고령자의 보행에는 느린 속도·좁은 보폭·앞으로 구부린 자세· 불안정함이라는 특징이 있다
- 주위 환경이나 상황도 보행 능력에 큰 영향을 끼친다

고령자에게 공통적인 보행의 특징

고령자의 보행에는 어느 정도 공통된 특징이 있다. 속도가 느리고, 보폭이 좁으며, 몸을 앞으로 구부린 자세가 된다는 것이다. 이는 나이가 든 탓에 근력 저하, 고관절·무릎, 족관절 등 관절 가동역 저하, 균형 능력의 저하 등이 일어난 것과 관련이 있다.

다만, 이때 환경이나 그때의 몸 상태·상황이 보행 능력을 크게 좌우한다는 고령자의 특징에도 주의할 필요가 있다.

보행 능력은 본인의 상황에 따라 좌우된다

예를 들어 실내와 실외 차이, 익숙한 길과 낯선 장소, 맑은 날과 비 내리는 날, 밝은 길과 컴컴한 길 같은 환경의 차이에 따라 고령자의 보행 능력이 크게 달라진다. 또한 몸 상태가 좋을 때와 나쁠 때, 지팡이나 보행 보조기구 이용 유무 같은 본인의 상황에 따라서도 크게 달라진다.

이처럼 나이가 들면서 생기는 해부학·운동학적 변화뿐만 아니라 주변 환경이나 상황도 고려하면서 대응할 수 있는지 여부에 따라 걸을 수 있느냐 없느냐가 달라진다.

낯선 곳으로 여행을 갈 경우에는 벤치나 휴식 공간 유무, 비탈길이나 높낮이 차이 정도를 미리 조사해 놓으면 안심할 수 있다. 또한 발에 익숙한 신발을 신고, 평소에는 사용하지 않더라도 만일의 상황에 대비해 지팡이를 휴대하면 의외로 도움이 될 때가 있다.

【젊은 사람과 고령자의 보행 능력 비교】

**고령자의 특징과
개인의 능력까지
파악해서 대응하자!**

무게중심의 이동 **작다**

보행률 **높다**

보폭 **넓다**

양발 지지 시간 **짧다**

고령자의 보행을 젊은 사람과 비교하면 속도·보폭·보행률(시간당 걸음 수)이 갈수록 낮아진다. 또한 몸을 앞으로 숙이거나 좌우로 무게중심이 크게 흔들린다는 특징이 있다. 외발로 균형을 잡지 못해 양발 지지 시간(두 발이 모두 지면에 닿아 있는 시간)이 증가한다.

무게중심의 이동 **크다**

보행률 **낮다**

앞으로
숙인 자세

양발 지지 시간 **길다**

보행 속도가
느리다

보폭 **좁다**

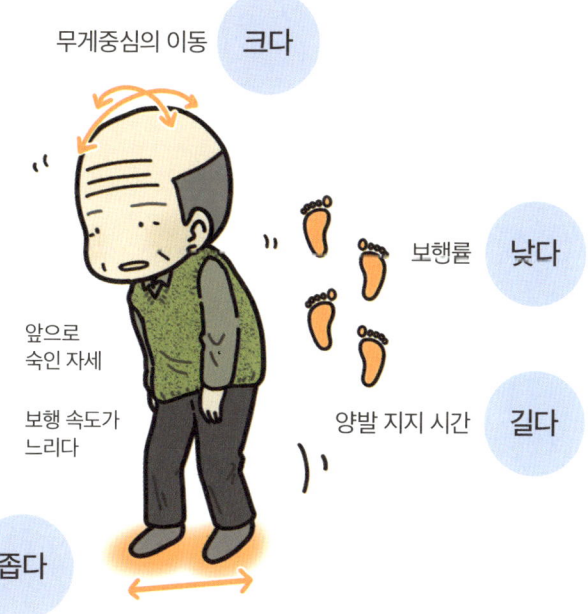

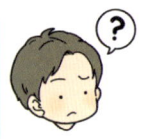

어려워하는 동작을 통해서 살펴보는 지팡이와 보행기 선택법

 Point!

- 지팡이나 보행기는 환경·목적(어디에서, 무엇을 위해)과 본인의 능력이라는 두 가지 관점에서 고른다

자신에게 맞는 지팡이, 보행기

- 이제는 걷기가 힘들어졌다
- 최근 들어 자주 넘어진다
- 짐을 들고 걷거나 먼 거리를 걷기가 힘들다

이런 상황이라면 지팡이나 보행기를 사용해야 할 때다. 안타깝게도 정말로 본인에게 맞는 지팡이나 보행기를 선택해서 사용하는 사람은 극소수에 불과하다. 그래서 지팡이나 보행기의 특징과 대상에 관해 설명하도록 하겠다.

보행 보조기구를 고를 때의 포인트는 '언제, 어디에서, 무엇을 위해 사용하는가?'를 명확히 하는 것이다. 실내나 실외에서 걷기 위해서인지, 짐을 운반하기 위해서인지 등 용도에 따라 적합한 보행 보조기구가 달라진다.

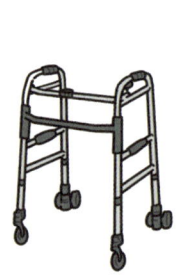

【지팡이와 보행기의 특징과 대상】

성인용 보행기

대상 ➡ 양손으로 지탱할 것이 있다면 서서 걸을 수 있는 사람, 선 자세가 안정적인 사람(보행기를 들어 올릴 수 있다)
역할 ➡ 하체를 지탱해 준다
장점 ➡ 가볍다·크기도 다양하며 실내에서도 쉽게 사용할 수 있다

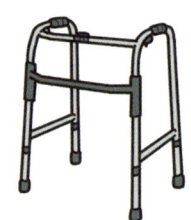

바퀴 달린 성인용 보행기

대상 ➡ 양손으로 지탱할 것이 있다면 서고 앉을 수 있는 사람. 선 자세가 불안정해 보행기를 들어 올리는 데 어려움이 있는 사람
역할 ➡ 걸을 때 받침대가 되어 준다
장점 ➡ 들어 올릴 필요가 없다

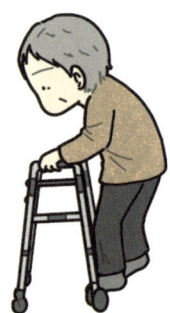

T자형 지팡이

대상 ➡ 혼자서 걸을 수는 있지만 불안정한 사람
역할 ➡ 균형을 유지해 준다
장점 ➡ 가볍다·접이식도 있어서 휴대성이 좋고
　　　디자인도 다양하다

다족 지팡이

대상 ➡ T자형 지팡이로는 조금 불안정하지만 사발
　　　지팡이까지는 필요 없는 사람
역할 ➡ 균형을 유지해 준다
장점 ➡ 지팡이 끝이 가동식인 것도 있으며, 조작이
　　　쉽다

유지 관리도
잊지 말자!

딸깍

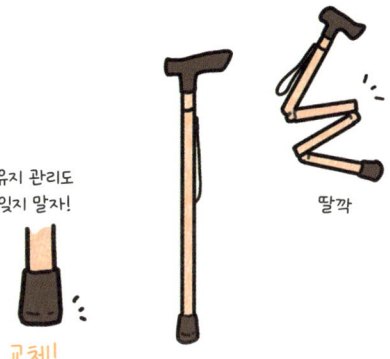

교체!

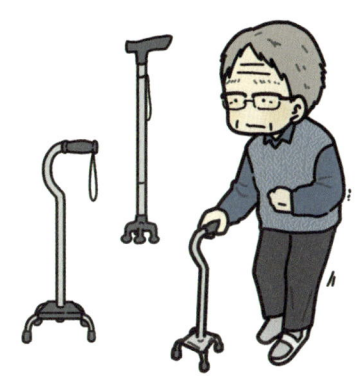

워커

대상 ➡ 어느 정도 걸을 수 있지만 양손으로 지탱할
　　　것이 필요한 사람, 외출했을 때 짐을 들고 걷
　　　기가 어려운 사람
역할 ➡ 보행할 때의 지지대, 짐 운반
장점 ➡ 자세를 유지하기 쉽다, 실버카보다 보행에
　　　적합하다

실버카

대상 ➡ 어느 정도 걸을 수 있지만 앞쪽에 지지대가
　　　있으면 안심이 되는 사람, 짐을 갖고 실외를
　　　걷고 싶은 사람
역할 ➡ 보행할 때의 지지대, 짐 운반, 의자 대용으로
　　　사용할 수 있는 것도 있다
장점 ➡ 디자인도 다양해서 선택의 폭이 넓다

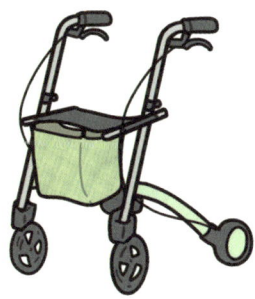

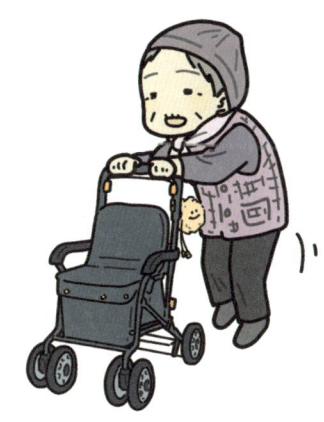

조언 한마디

**지팡이 끝의 고무 교환,
느슨해진 나사 조이기 등
유지 관리도 잊지 말자!**

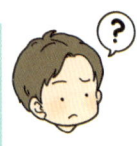
본인에게 맞는
보행 보조기구를 고르는 방법

보행 보조기구를 고르는
3단계 방법

보행 보조기구를 고르는 구체적인 방법은 3단계다. 먼저 사용 장소와 용도를 명확히 하고, 다음에는 체격과 능력에 맞는 것을 고른다. 마지막으로, 구입 전에 샘플을 사용해볼 수 있다면 금상첨화다.

STEP 1

사용할 장소·용도를 명확히 한다

- 어디에서 사용할 것인가?(실내·실외?)
- 어디까지 이동하는 데 사용할 것인가?

  (실내→화장실까지? 1층 내에서 이동할 때?)

  (실외→슈퍼마켓으로 장을 보러 갈 때? 병원에 갈 때? 장거리 외출을 할 때만?)

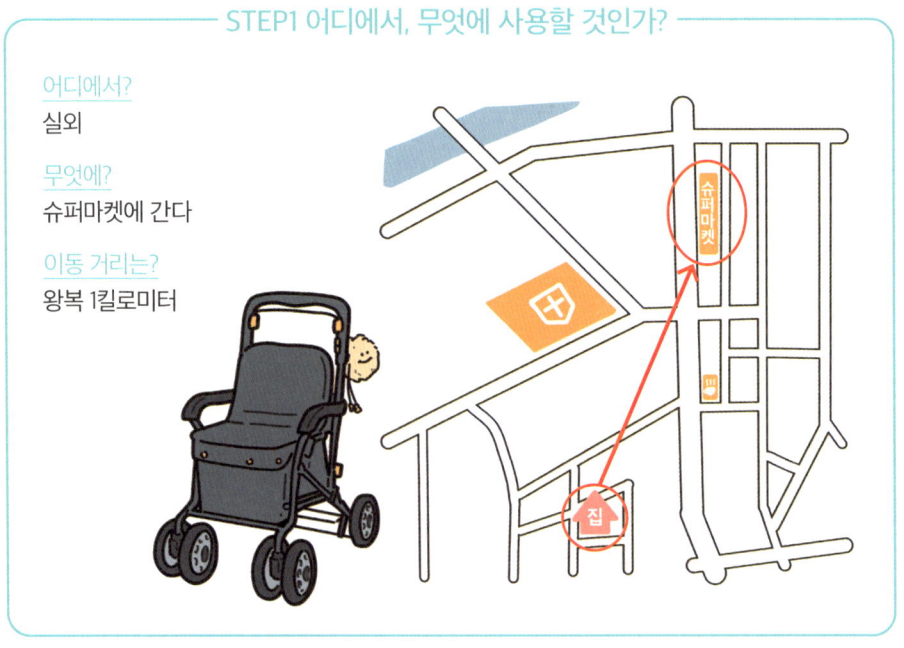

STEP1 어디에서, 무엇에 사용할 것인가?

어디에서?
실외

무엇에?
슈퍼마켓에 간다

이동 거리는?
왕복 1킬로미터

슈퍼마켓

집

STEP 2

본인의 체격·능력에 맞는 것을 고른다

- 일어서고 앉기, 선 자세는 안정적인가?
- 팔의 근력은 있는가?
- 어느 정도 걸을 수 있는가?

  (몇 미터? 높낮이 차이가 있거나 걷기 힘든

  곳에서는?)
- 크기, 무게, 높이는 적당한가?
- 손잡이가 손에 잘 맞는 디자인인가?
- (보행기라면)핸들·브레이크를 조작할

  수 있는가?
- (실내라면)집에서 사용하기에 알맞은

  크기인가?

STEP 3

가능하다면 시험적으로 사용해 본다

- 재활 치료를 받을 때 사용해 본다

  (대체로 재활 치료실에 구비되어 있다 or

  업자에 따라 시험 사용도 가능하다)
- 집에서 시험적으로 사용해 본다

  (케어매니저나 재활 치료 담당자와 협력)

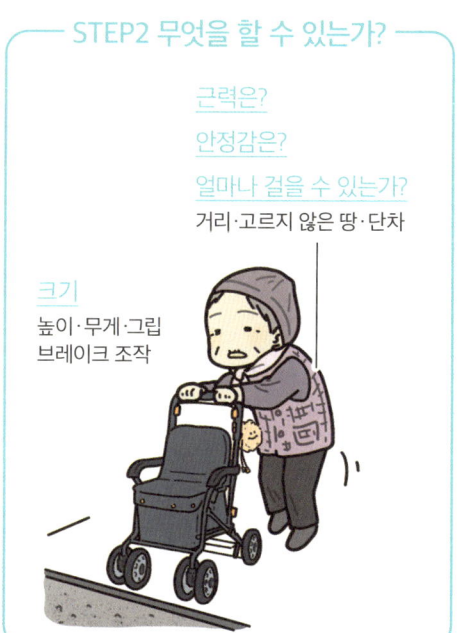

—— STEP2 무엇을 할 수 있는가? ——

근력은?

안정감은?

얼마나 걸을 수 있는가?

거리·고르지 않은 땅·단차

크기

높이·무게·그립

브레이크 조작

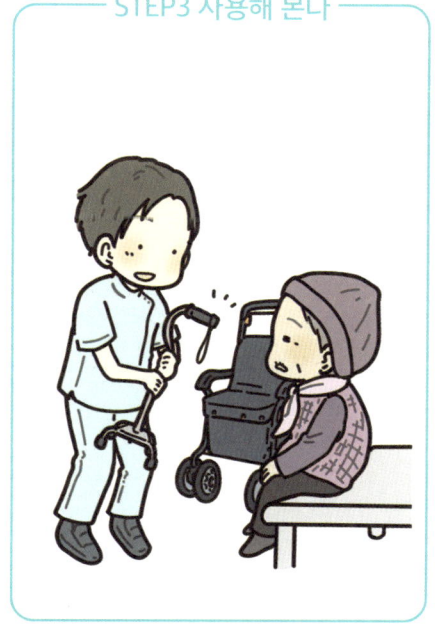

—— STEP3 사용해 본다 ——

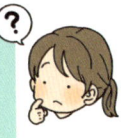

약의 영향으로 넘어진다?

- 고령자의 낙상 리스크는 약의 영향도 많이 받는다
- 일상적으로 복용하는 약 이외에 일시적인 치료약에도 주의가 필요하다

약의 부작용에 따른 낙상 리스크

노화에 따른 근력·감각·균형 능력 등의 저하와 함께 알아 둬야 할 것이 **약으로 인한 낙상 리스크**다. 일상적으로 복용하는 내복약이나 수술 마취의 영향 등 **약의 부작용으로 넘어지는 경우**가 종종 있기 때문이다.

약 설명서에 쓰인 부작용을 읽어 보면 휘청거림, 어지럼증, 낙상 위험성이 적혀 있는 경우가 많다. 여기에서는 현장에서 자주 볼 수 있는 약의 부작용을 소개하겠다.

고령자는 혈압약과 항우울제, 진통제 등 여러 종류의 약을 함께 복용하는 경우가 있다. 또한 다른 병원에서 처방받은 약을 함께 복용할 때는 내복약 중복에도 주의해야 한다.

상비약은 물론, 최근에 복약 내용이나 양이 변경되었을 때도 주의하자.

주의해야 할 복용 상황

① 수술이나 마취에 따른 섬망·진통제
② 진정수면제
③ 항불안제
④ 항우울제
⑤ 항정신병제(과도한 진정·추체외로 증상·기립성 저혈압 등)
⑥ 이뇨제(야간의 빈뇨나 탈수로 인한 휘청거림, 기력 저하, 혈압 저하로 인한 비틀거림 등)
⑦ 강압제·말초혈관 확장제(기립성 저혈압, 갑작스러운 혈압 저하로 인한 비틀거림)
⑧ 파킨슨병 치료제

【부작용이 나타나기 쉬운 내복약】

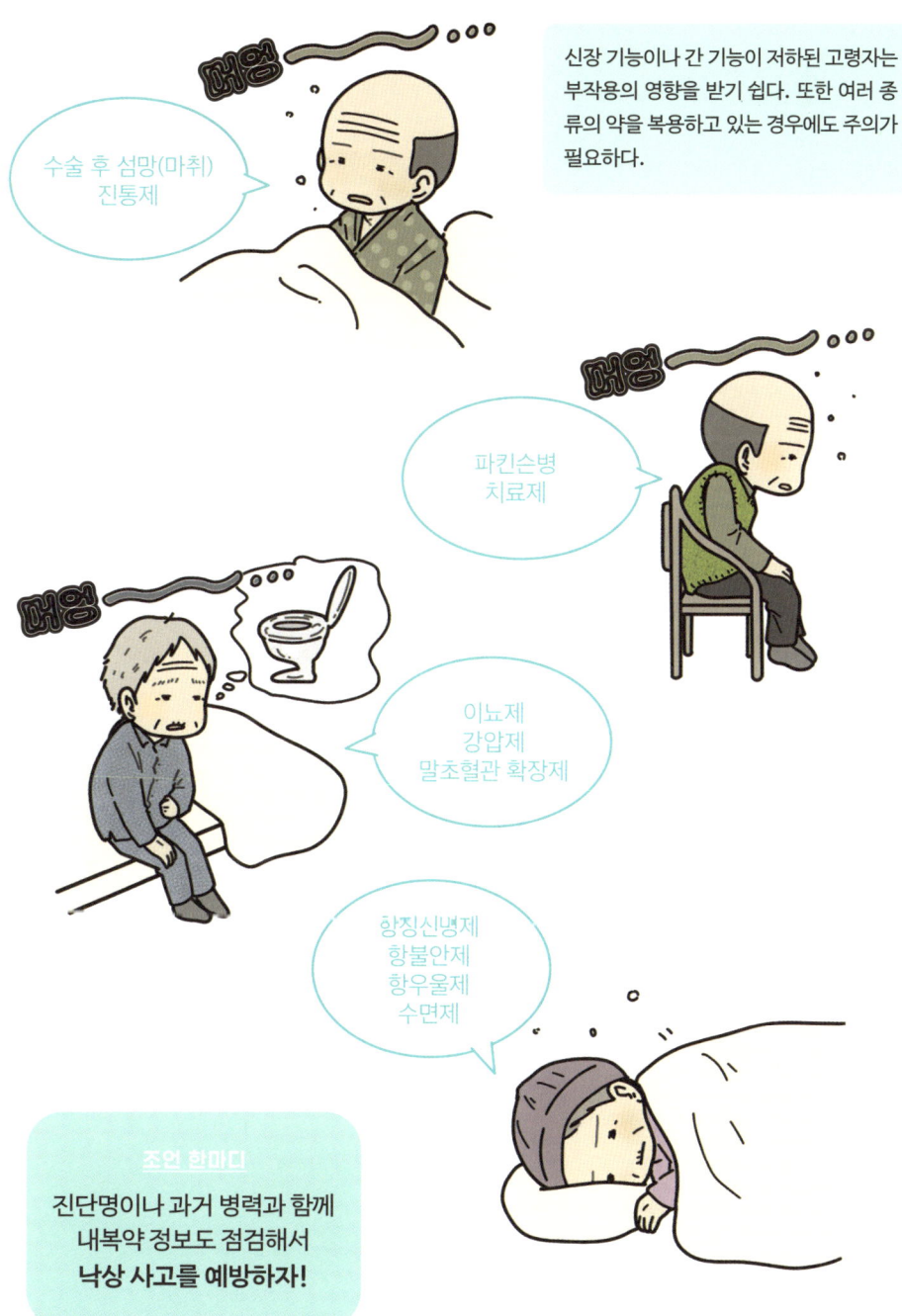

신장 기능이나 간 기능이 저하된 고령자는 부작용의 영향을 받기 쉽다. 또한 여러 종류의 약을 복용하고 있는 경우에도 주의가 필요하다.

뭐엉

수술 후 섬망(마취) 진통제

뭐엉

파킨슨병 치료제

뭐엉

이뇨제
강압제
말초혈관 확장제

항정신병제
항불안제
항우울제
수면제

조언 한마디

진단명이나 과거 병력과 함께
내복약 정보도 점검해서
낙상 사고를 예방하자!

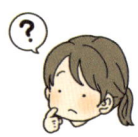

낙상 사고가 많은 장소·상황 순위

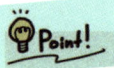

- 고령자의 낙상 사고 중 약 절반은 집에서 일어난다
- 그중에서도 욕실·탈의실, 마당·주차장, 침대 주변의 순서로 낙상 사고가 자주 일어난다

고령자의 낙상 빈도

많은 고령자가 낙상 사고로 부상을 입어 입원하는데, **입원할 정도는 아니지만 집에서 넘어져 찰과상 정도의 가벼운 부상을 입는 고령자는 그보다 훨씬 많다.**

자택 내에서 많이 넘어지는 장소 중 가장 많은 곳이 욕실이고, 그다음이 마당, 침대 주변 순서다. 또한 넘어진 상황도 공통적인 부분이 있다.

넘어진 것을 알았다면 '어디에서', '왜', '어떻게' 넘어졌는지 전체상을 파악하는 것이 중요하다.

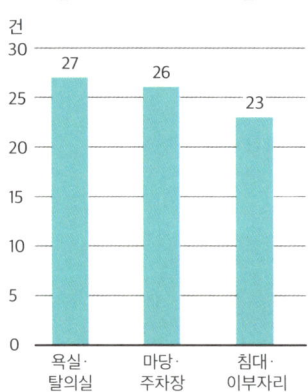

【장소별 사고 건수】

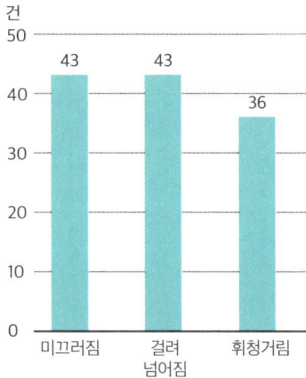

【상황별 사고 건수】

일본 소비자청: 10월 10일은 '낙상 예방의 날', 고령자의 낙상 사고에 주의하자! - 낙상 사고의 약 절반이 익숙한 자택에서 발생하고 있습니다, 2020
https://www.caa.go.jp/policies/policy/consumer_safety/caution/caution_040/assets/consumer_safety_cms204_201008_01.pdf를 기반으로 작성

【낙상 사고가 일어나기 쉬운 장소와 이유】

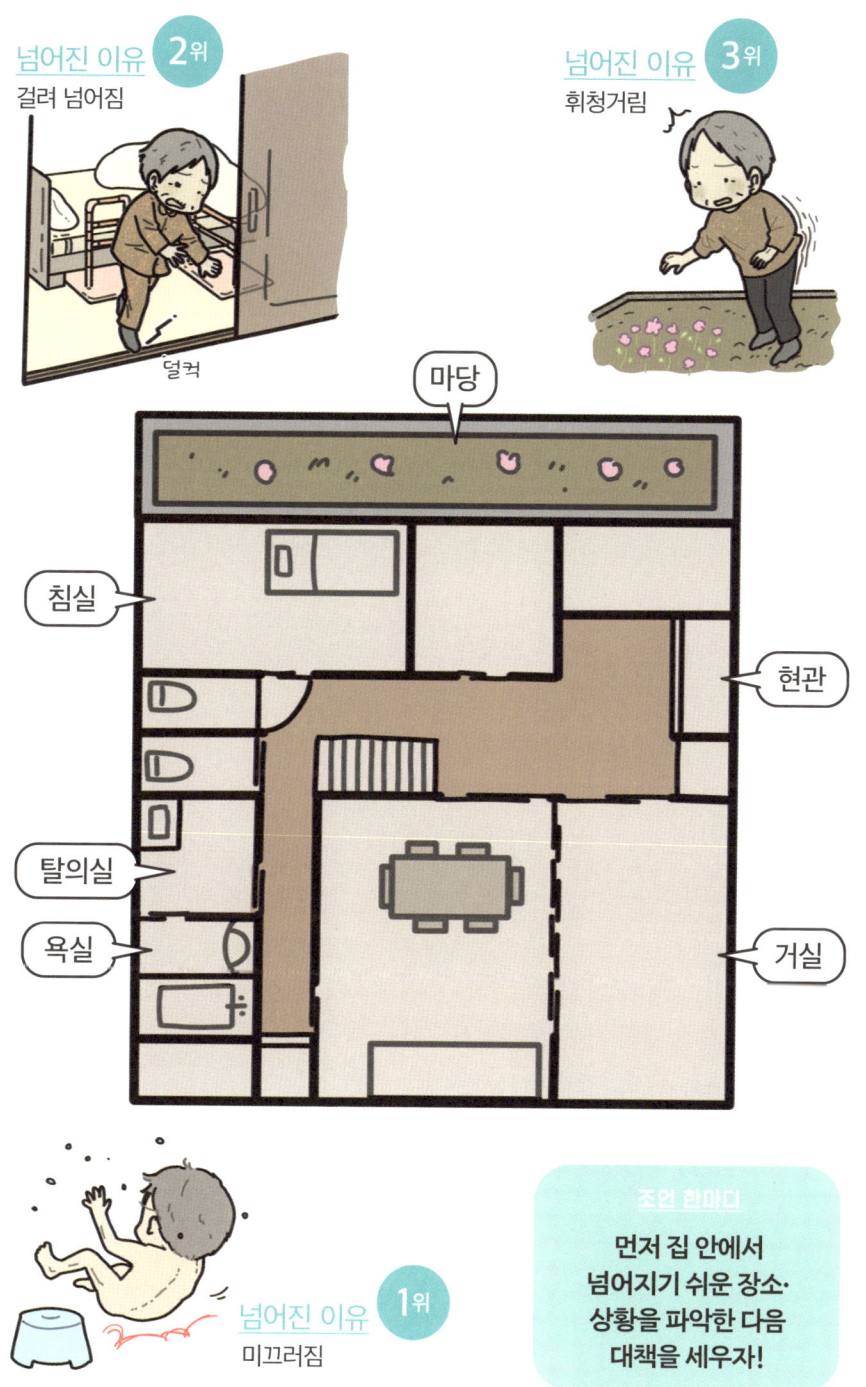

넘어진 이유 **2위**
걸려 넘어짐

덜컥

넘어진 이유 **3위**
휘청거림

마당

침실

현관

탈의실

욕실

거실

넘어진 이유 **1위**
미끄러짐

조언 한마디
먼저 집 안에서
넘어지기 쉬운 장소·
상황을 파악한 다음
대책을 세우자!

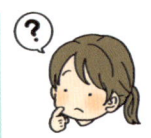

실내 낙상 리스크를 줄이기 위해 오늘부터 할 수 있는 일

Point!

- 고령자 본인의 동선을 고려하며 필요한 대책을 세운다
- 대부분의 대책은 대규모 공사나 비용을 들이지 않고도 가능하다

넘어지기 쉬운 장소와 환경을 파악하자

낙상 사고가 자주 일어나는 장소와 환경이 드러났다면 다음에 할 일은 대책을 세우는 것이다. 집을 수리하거나 거창한 무엇인가를 하지 않아도 **작은 아이디어로 낙상 리스크를 크게 줄일 수 있다.**

낙상 대책을 세울 때는 하루의 동선을 고려하는 것이 중요하다. 깨어나서 잠들 때까지 어디를 어떤 상황에서 이동하는지 머릿속에 그리며 대책을 세우자. 동선을 파악했다면 구체적인 대책을 준비한다. 집 안에서 높낮이 차이가 심한 장소(욕조, 현관, 방의 출입구 등)와 일어서는 움직임이 필요한 장소에는 안전 손잡이를 설치하고, 걸려 넘어지기 쉬운 매트나 전기 코드는 치우는 등 당장 실천할 수 있는 것부터 시작해 보자.

낙상 사고 대책

- 욕실: 미끄러짐 방지 매트, 간이 안전 손잡이 설치
- 탈의실: 옷 갈아입기용 의자 배치
- 마당·현관·쪽문 등: 안전 손잡이 설치, 높낮이 차이가 있는 곳의 미끄럼 방지 대책·테이프로 주의 환기
- 침대·이부자리: 안전 손잡이 설치(거치형 등), 야간에도 전등을 켜 놓는다·문을 열어 놓는다·센서형 전등 설치
- 기타: 코드와 매트류 철거·정리, 높낮이 차이가 작은 곳은 경사로 설치도 검토, 슬리퍼나 잘 미끄러지는 양말은 피한다, 휴대폰·스마트폰을 항상 목에 걸어서 휴대한다(넘어졌을 때 즉시 도움을 요청할 수 있도록) 등

【실내에서 넘어지기 쉬운 장소와 대책】

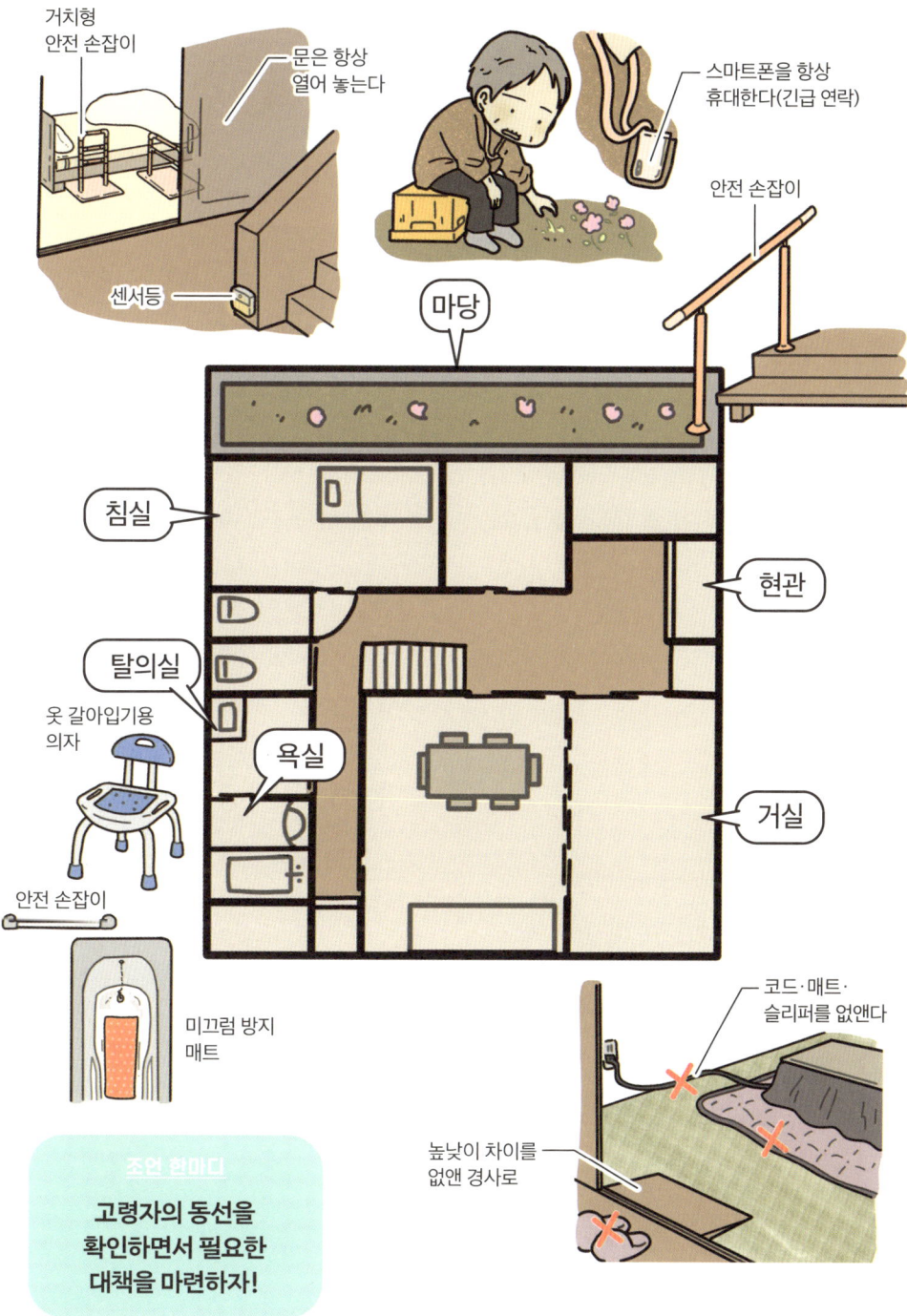

거치형
안전 손잡이

문은 항상
열어 놓는다

스마트폰을 항상
휴대한다(긴급 연락)

안전 손잡이

센서등

마당

침실

현관

탈의실

옷 갈아입기용
의자

욕실

거실

안전 손잡이

미끄럼 방지
매트

코드·매트·
슬리퍼를 없앤다

높낮이 차이를
없앤 경사로

조언 한마디

고령자의 동선을
확인하면서 필요한
대책을 마련하자!

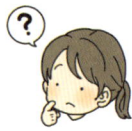

외출할 때는 이곳에 주의! 의외로 위험한 장소

- 실외에서는 장소뿐만 아니라 상황에도 주의한다
- '의식이 다른 곳을 향하게 되는' 포인트까지 주의하는 것이 중요하다

낙상 사고로 이어지는 계기

낙상 사고의 위험은 실내보다 실외가 높지만, 많은 고령자가 실외에서는 평소보다 더 주의를 기울여서 실내에 비해 넘어지는 일이 많지 않다.

그러나 의식이 다른 곳을 향하는 바람에 넘어지는 경우도 생긴다.

의외로 위험한 '늘 지나다니는 장소'

의외로 낙상 사고가 많이 일어나는 곳은 '자주 가는 슈퍼마켓'이나 '통원 치료를 받는 병원' 등 익숙한 장소다. 익숙한 장소라서 출입구의 손 소독제 위치가 바뀌었다거나, 바닥이 젖었다든가, 병원이 평소보다 혼잡하든가 하는 주변 변화에 주의를 덜 기울이다 넘어지는 것이다.

넘어지지 않기 위해 주의할 점

가급적 날씨가 나쁜 날이나 혼잡한 시간대(출퇴근·등하교 시간 등)는 피하는 등 가능한 것부터 대책을 세우자.

비가 내리는 날에는 점자 블록이나 맨홀, 젖은 바닥에 지팡이나 신발이 미끄러지기 쉽다. 안심하고 걸을 수 있도록 지팡이 끝의 고무나 신발을 정기적으로 관리하자.

【의식이 다른 곳을 향하기 쉬운 상황】

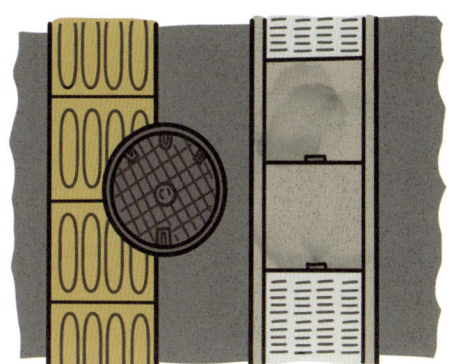

도로
도랑, 비 오는 날의 맨홀이나 점자 블록
(지팡이나 신발이 미끄러진다), 계단 등
➡ 비가 내리면 걸음을 서두르거나 조금이라도
　빠른 길로 가려고 한다

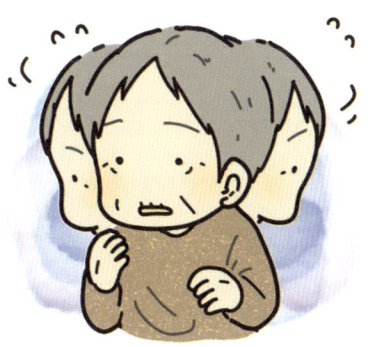

장보기
출입구의 손 소독제(발로 누르는 방식),
젖은 바닥
➡ 소독제나 매장의 물건에 시선이 향한다

병원
주차장의 멈춤턱
➡ '혼잡해지기 전에…'라는 생각에서
　무의식중에 서두르게 된다

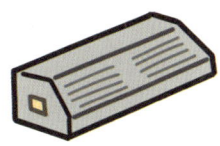

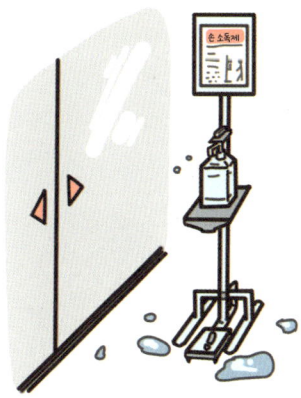

> ### 조언 한마디
> 위험한 장소를
> 파악하는 동시에
> '왜 넘어지는지?'
> 그 원인까지 파악하자!

실외 이동 경로를 선택할 때의
요령·주의점

　퇴원 직후 혹은 돌발적인 부상을 당했거나 병을 앓은 뒤에는 체력이 떨어져서 걸을 자신감을 잃는 사람이 많다. **외출이 두려워져서 집에 틀어박히게** 되기 전에 대비했으면 하는 것이 **외출 시 이동 경로의 선택**이다. 가령 어린아이에게 심부름을 시킬 때나 다쳐서 먼 거리를 걷기 어려울 때는 당연히 안전하고 걷기 쉬운 경로를 선택하게 된다. 이와 똑같이 고령자의 이동 경로도 걷기 쉬운 경로를 생각해 보자!

　병에서 갓 회복한 고령자가 집 근처 슈퍼마켓에 가는 경우, 도중에 잠시 쉴 수 있는 장소가 있다면 안심할 수 있다. 또한 지팡이나 보행기를 사용한다면 모랫길이나 비탈길 등 순탄하지 않은 길은 걷기 어렵다. 이처럼 길을 머릿속에 그리면서 경로를 선택해 보자.

외출할 때의 경로 선택

교통량 많음!

비탈길

순탄하지 않은 길

집

경로를 선택할 때의 포인트

- 벤치나 쉴 수 있는 장소가 있는가?
- 순탄하지 않은 길(가령 보행기를 사용한다면 높낮이 차이나 모랫길은 x)이거나 교통량이 많지는 않은가?
- 장을 보러 간다면 도착한 곳에 쉴 공간이 있는가?
  시간대도 고려한다(출퇴근이나 등하교 시간·여름철에는 무더운 시간대·날씨가 나쁠 때 등은 피한다)

Part 3

고령자에게 많은
병과 약에 관하여

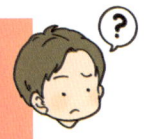

고령자의 어떤 정보를 살펴야 할까?

- 사전 정보 수집으로 신뢰도를 높일 수 있다
- 의학적 정보, 돌봄 정보, 사적인 정보라는 범주별로 파악한다

상대의 배경을 안다

돌봄 현장에서 처음 고령자를 상대할 때, 긴장감과 불안감 때문에 무슨 이야기를 해야 할지 몰라 당황하고는 한다. 물론 이는 경험이 풍부한 선배들도 모두 겪었던 일이다. 상대하는 고령자의 배경이나 과거 상황을 이해하고 있느냐 아니냐에 따라 상대에게 주는 인상과 안도감도 달라진다.

신뢰 관계가 핵심인 현장에서는 사전 준비를 철저히 해 두는 것이 중요하다.

구체적인 확인의 흐름

다음 세 가지 큰 틀에 근거해 상황을 파악하면서 자신의 머릿속에 곧바로 떠올릴 수 있도록 필요한 정보를 조사하자.

먼저 ① 의학적인 정보로서 질환이나 신체·인지 기능을 확인한다. 과거 병력과 현재 앓고 있는 병의 상태, 복용하고 있는 약의 정보를 수집한다.

다음에는 ② 돌봄과 관련된 정보와 ③ 사적인 정보를 확인한다. 장기요양등급뿐만 아니라 일상생활 패턴이나 이용하고 있는 돌봄 서비스 종류도 알아 두자. 고령자 본인이나 가족에게서 수집한 정보로 전체적인 상황을 파악한 다음 확실한 목표를 설정한다.

실제로 고령자를 상대했을 때 아직 수집하지 못한 정보나 그때의 기분 등을 물어본다면 한정된 시간 내에 필요한 정보를 수집할 수 있다.

【확인해야 할 정보】

① 의학적 정보

현재의 병
- 파킨슨병

과거 병력
- 대장암(수술함)
- 늑골 골절

복약
- 파킨슨병 치료제
- 변비약, 위장약

신체 기능
- 걸을 때는 반드시 지켜봐야 함
- 집에서 넘어지는 일이 많음

인지 기능
- 대화는 문제없이 할 수 있지만
- 시간대에 따라 변동 있음

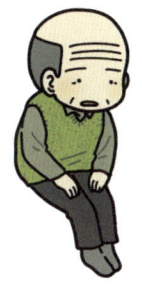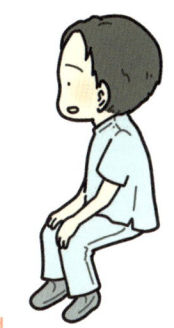

② 돌봄과 관련된 정보

장기요양등급
- 장기요양 4등급

이용하고 있는 서비스
- 주간보호서비스(주 3회)[1]
- 단기보호서비스(월 1회)[2]

③ 사적인 정보

어떤 사람인가?
- 온화한 성격
- 예의를 중시한다
- 단 음식을 좋아한다

생활 패턴
- 기본적으로 집에서 생활
- 낮잠이 많다
- 이따금 산책을 나간다

병에 대해서
- 자신의 장애를 받아들인다
- 운동에 의욕적

상대하기 전에 알아 둬야 할 것
- 시간대에 따라 의사소통이 어려울 때가 있다
- 낙상 위험이 크다

중요 인물
며느리

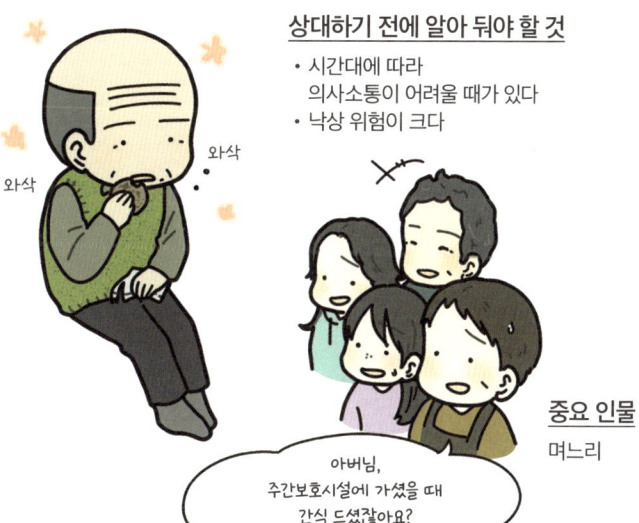

와삭   와삭

아버님,
주간보호시설에 가셨을 때
간식 드셨잖아요?

※1 주간보호서비스: 고령자가 당일치기로 돌봄 시설에 가서 식사나 입욕, 기능 훈련 등을 받을 수 있는 서비스
※2 단기보호서비스: 고령자가 돌봄 시설에 단기간 입소해 돌봄이나 식사나 입욕, 기능 훈련 등을 받을 수 있는 서비스

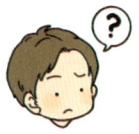

고령자의 전체 상황·바이탈 사인은 어떠한가?

- 고령자의 바이탈 사인을 보는 법은 건강한 성인과 다르다
- '평소와는 조금 다른 점'을 놓치지 말자

매일 바이탈 사인을 확인할 때 주의할 점

몸의 조정 기능과 활동량 저하뿐만 아니라 복수의 지병을 앓고 있어 여러 가지 약을 복용하는 등, 고령자는 건강한 성인과 다른 점이 많다. 바이탈 사인(vital sign)도 고려해야 할 포인트가 달라지기 때문에 정상 수치 여부뿐만 아니라 전체 상황까지 파악하는 것이 중요하다.

유능한 스태프는 이곳을 본다!

고령자 중에는 자신의 몸 상태가 좋지 않다는 것을 자각하는 힘이 떨어졌거나 주위 사람들에게 미안한 마음에 꾹 참는 사람이 있다. 안색이나 말을 걸었을 때의 대답, 자세, 걸음걸이를 주의 깊게 살피며 '평소와 다른' 변화를 놓치지 말자.

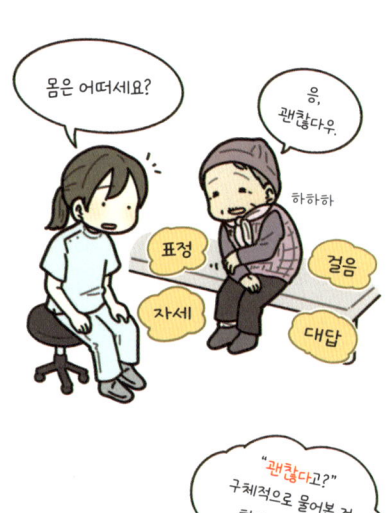

몸은 어떠세요?

응, 괜찮다우.

하하하

표정

자세

걸음

대답

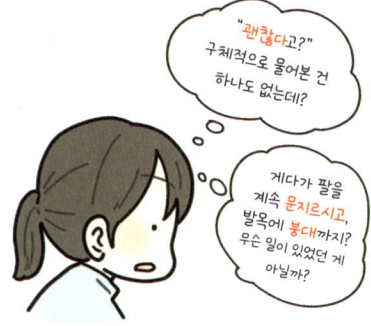

"괜찮다고?" 구체적으로 물어본 건 하나도 없는데?

게다가 팔을 계속 문지르시고, 발목에 붕대까지? 무슨 일이 있었던 게 아닐까?

고령자의 말을 곧이곧대로 받아들이지 말고 바이탈 사인과 전체 상황을 함께 확인하는 것이 중요하다.

【매일 바이탈 사인을 확인할 때 주의할 점】

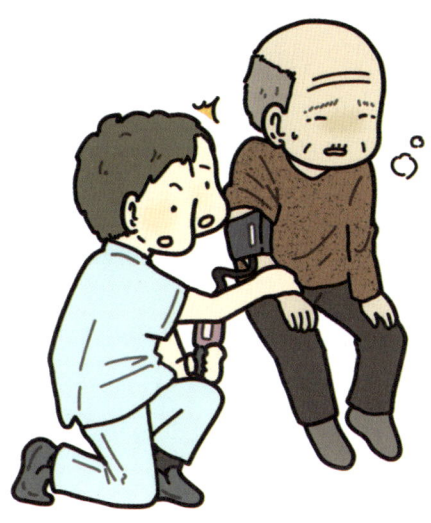

체온

젊은 사람과 비교하면 약간 낮다. 여름철에는 몸속에 열이 쌓이기 쉽고, 겨울철에도 옷이나 침구 등의 영향으로 37℃ 전후로 오르는 경우가 있다. 측정 수치만 보지 말고 평소 체온과 비교하거나 동반 증상(안면 홍조, 손발의 온도·떨림, 오한 등)도 함께 확인하자.

혈압

쉽게 변동하며, 대부분 높은 수준이다. 내복약이나 온도에 따른 환경 변화, 자세 변동이나 배변 후의 실신 등 동작의 영향도 많이 받는다. 비정상적인 수치가 나왔을 때는 동반 증상(두통·눈 안쪽의 통증·가슴 두근거림, 어지럼증)도 함께 확인하자.

맥박

활동량 저하에 따라 약간 느려지는 경향이 있다. 또한 부정맥이나 심장 질환을 앓고 있어서 리듬이 불규칙한 경우가 많으니 주의가 필요하다.

호흡수

정상 수치 폭이 15~30회로 넓어지고, 숨을 내쉬는 데 어려움을 겪는 경우가 많다. 폐에서 잡음이 들리거나 가래 유무, 어깨나 호흡할 때 목 근육을 과도하게 움직이지는 않는지(노력호흡)도 확인이 필요하다.

산소 포화도

손가락 끝의 혈액 순환 부족이나 냉증 때문에 펄스옥시미터(산소 포화도 측정기)로는 계측이 어려울 때가 종종 있다. 그런 경우에는 손가락 끝의 색이나 입술 색, 호흡 곤란 여부를 관찰하고, 청색증은 없는지 다른 증상도 함께 확인한다.

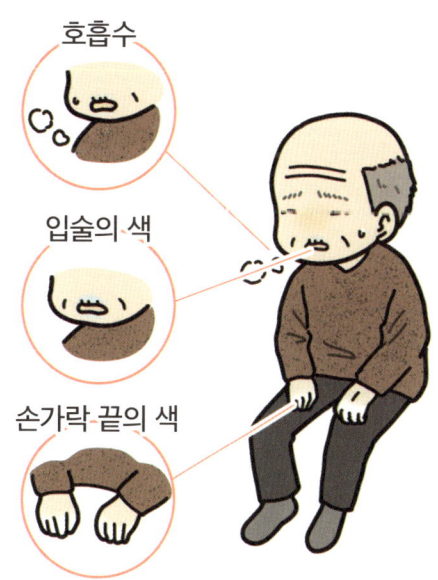

호흡수

입술의 색

손가락 끝의 색

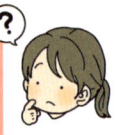

'뇌졸중'의 발병 원인과 위험 관리

- 뇌졸중은 '출혈성 질환'과 '허혈성 질환'의 두 종류로 나뉜다
- 출혈성은 혈압 급상승, 허혈성은 급강하에 주의하며 위험 관리를 하자

발병 원인을 이해하자

뇌혈관에 문제가 생겨서 일어나는 뇌졸중(뇌혈관 장애)의 주된 원인으로는 고혈압과 동맥 경화를 생각할 수 있다. 흡연이나 음주, 이상지질혈증 등을 포함한 생활 습관병이 중요한 요인이다.

발병 원인에 따라 '**출혈성 질환**', '**허혈성 질환**', '**지주막하 출혈**'의 세 종류로 나뉜다. 주의해야 할 점은 케어할 때 **혈압 관리의 관점이 다르다**는 것이다. 혈압 상승만 주의하면 된다고 오해하는 경향이 있는데, 이는 위험한 생각이다. 각각의 원인을 이해하고 적절히 리스크 관리를 해야 한다.

알아 둬야 할 발병 직후의 혈압 관리

뇌졸중 발병 직후의 혈압 관리 포인트는 다음과 같다.

① **출혈성 질환일 경우**: 갑작스러운 혈압 상승에 주의해 추가적인 출혈을 막는다(혈압을 낮춘다)

② **허혈성 질환일 경우**: 갑작스러운 혈압 하락에 주의해 추가적인 경색을 막는다(혈압을 높은 수준으로 유지한다)

①의 경우는 혈관이 약해져서 일어나는 재출혈을 막는 것이 중요하다. **재출혈로 사망률이 높아지는 지주막하 출혈의 경우는 특히 주의가 필요하다.**

②의 경우, 혈압을 너무 낮추면 일시적으로 뇌혈관이 막혀 타격을 입었던 신경세포가 회복하는 데 악영향을 끼칠 수 있다.

【뇌졸중의 발병 원인】

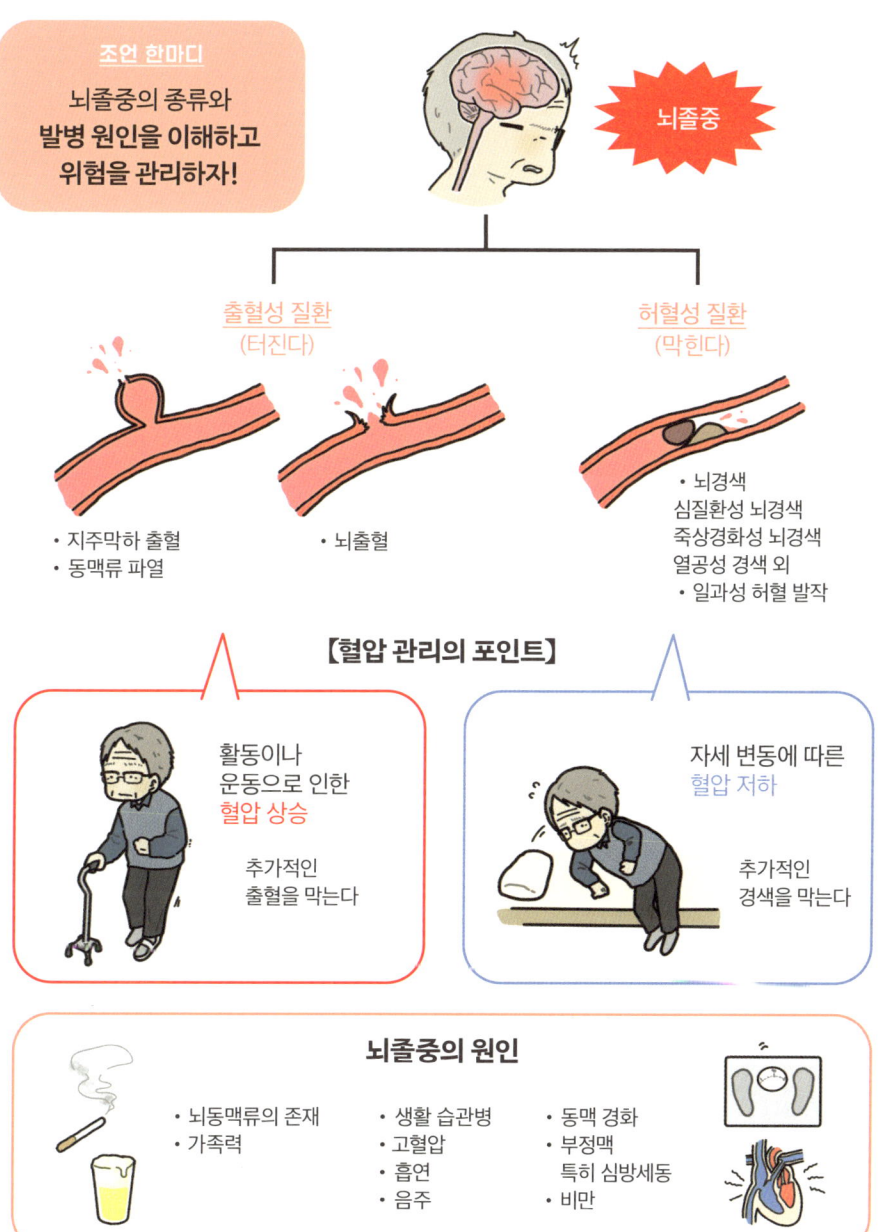

> **조언 한마디**
> 뇌졸중의 종류와
> **발병 원인을 이해하고**
> **위험을 관리하자!**

뇌졸중

출혈성 질환
(터진다)

허혈성 질환
(막힌다)

• 지주막하 출혈
• 동맥류 파열

• 뇌출혈

• 뇌경색
  심질환성 뇌경색
  죽상경화성 뇌경색
  열공성 경색 외
• 일과성 허혈 발작

【혈압 관리의 포인트】

활동이나
운동으로 인한
혈압 상승

추가적인
출혈을 막는다

자세 변동에 따른
혈압 저하

추가적인
경색을 막는다

뇌졸중의 원인

• 뇌동맥류의 존재
• 가족력

• 생활 습관병
• 고혈압
• 흡연
• 음주

• 동맥 경화
• 부정맥
  특히 심방세동
• 비만

※ 생활 습관병이란 식습관·운동 습관·휴식·흡연·음주 등의 생활 습관이 발병이나 진행에 관여하는 질환을 가리킨다. 생활 습관과 관련이 있는 병으로는 고혈압·이상지질혈증·심근경색·협심증·고요산혈증·당뇨병(성인병)·알코올성 간질환·암·치주 질환 등이 있다.

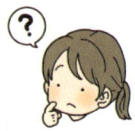

이럴 때는 더 주의하자!
'초기 증상'으로 판별하는
조기 발견의 포인트

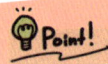

- 고령자의 경우 초기 증상을 간과하기 쉽다
- 어지럼증이나 구역질, 몸 한쪽의 색다른 변화를 깨닫는 것이 조기 발견의 포인트이다

뇌졸중의 발견이 늦어지는 원인

뇌졸중은 '갑자기 의식을 잃고 쓰러진다'라는 인식이 있지만, 사실 대부분은 전조 증상이 나타난다. 다만 고령자는 그 전조 증상을 대수롭지 않게 넘기는 경우가 많아서, 뇌졸중 발견을 늦추는 결과를 낳기 때문에 심각한 후유증으로 이어진다.

입원·시설 생활 중에 병이 생기는 경우도 있기에 장기 돌봄에 관여하는 사람일수록 반드시 조기 발견의 포인트를 알아 둬야 한다. 뇌졸중은 1분 1초를 다투는 긴급 대응이 필요한 병이다. **증상이 나타난 지 4~5시간 이내라면 혈전용해제 사용이 가능하며**(r-tPA정주요법), **이것이 중증으로 진행되는 것을 막을 수 있다.**

【뇌졸중의 조기 발견 포인트 ①】

지주막하 출혈
갑자기 배트로 얻어맞은 것 같은 강한 두통이 특징

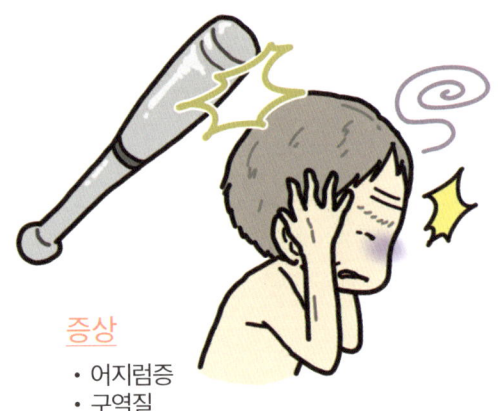

증상
- 어지럼증
- 구역질

【뇌졸중의 조기 발견 포인트 ②】

뇌졸중의 초기 증상

얼굴(한쪽)
팔(한쪽) } 에 증상이 나타난다
말하기

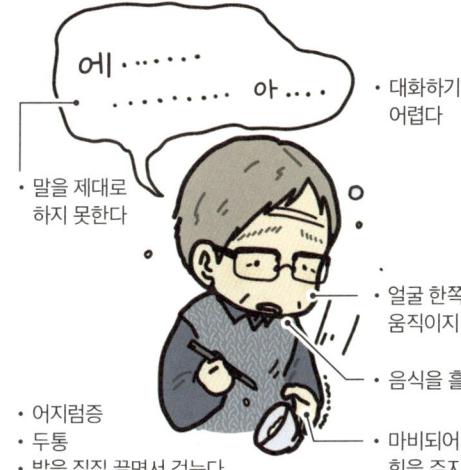

에 ······
······ 아 ····

· 말을 제대로
하지 못한다

· 대화하기
어렵다

· 얼굴 한쪽이
움직이지 않는다

· 음식을 흘린다

· 어지럼증
· 두통
· 발을 질질 끌면서 걷는다

· 마비되어서
힘을 주지 못한다

당신!
왜 그래요!?

뇌졸중의 전조
TIA(일과성 허혈 발작)

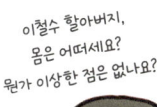

이철수 할아버지,
몸은 어떠세요?
뭔가 이상한 점은 없나요?

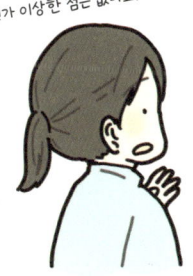

그러고 보니
오늘 아침에···

손에 힘이 안 들어가서
밥공기를 떨어트렸어

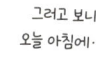
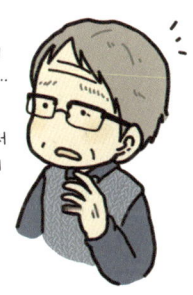

일시적으로 뇌졸중 증상이 나타난다

➡ 증상은 24시간 이내에 사라지지만,
사라졌다고 해서 안심할 수 있는 것은
아니기에 반드시 진찰을 받아야 한다.

조언 한마디

**매일 상태를 비교하여
'뭔가 이상한데?'라는
변화 느낌을 놓치지 않도록 하자!**

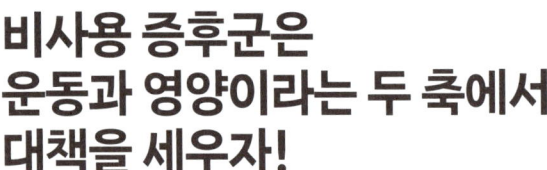

비사용 증후군은 운동과 영양이라는 두 축에서 대책을 세우자!

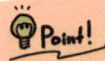 Point!

- 비사용 증후군인 고령자의 90퍼센트는 저영양 상태다
- 영양 관리를 같이하면서 침대 밖으로 나오거나 운동을 진행하자

영양 관리의 중요성

고령자가 누워서 생활하지 않기 위해 무작정 '운동을 해야 해'라고 생각하는 것은 오히려 역효과를 부른다. 젊은 사람이라도 식사를 충분히 하지 못하면 아무리 열심히 운동해도 잘 회복되지 않는다.

비사용 증후군인 고령자는 약 90퍼센트가 저영양 상태라고 한다. 입원 중인 고령자의 경우, 저영양 요인으로는 **'누워서 생활하는 것'**뿐만 아니라 **'의학적 스트레스(질병, 수술, 감염 등)', '굶음', '악액질**(칼로리를 보충해도 몸이 쇠약해져 체질량 손실이 진행되는 전신의 영양 부족 상태-옮긴이)**'**의 세 가지가 숨어 있다. 식욕을 높이는 식사 메뉴를 생각하는 등 저영양 대책을 세울 필요가 있다. 몸 상태에 맞춰 일찍 침대 밖으로 나오거나 일상생활 수준의 운동을 계속하는 것을 권장한다.

【비사용 증후군의 대책】

운동

요잇~

영양

영양+식사의 두 축으로 생각한다

104

【식사 의욕을 높이기 위한 방법】

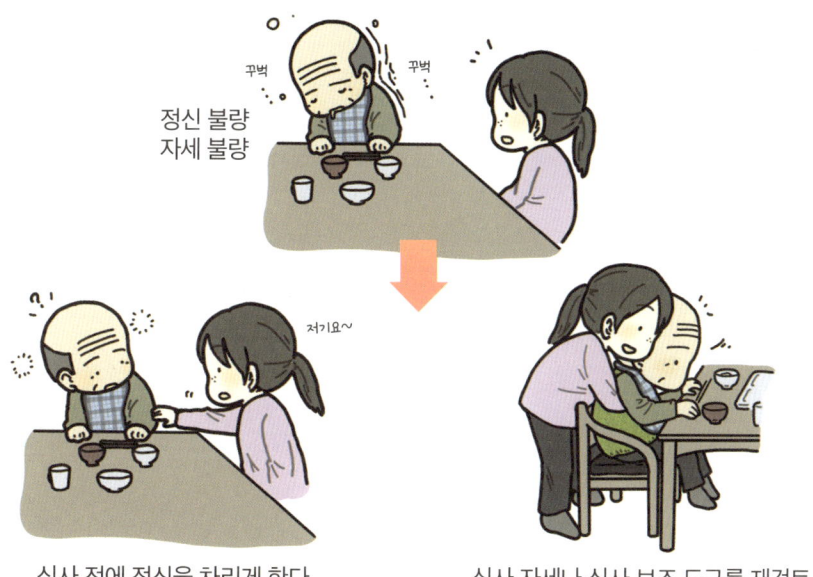

정신 불량
자세 불량

저기요~

식사 전에 정신을 차리게 한다

식사 자세나 식사 보조 도구를 재검토

식사할 때의 정신 상태 불량은 식사 전에 말을 걸거나 구강 체조 등의 가벼운 운동으로 정신을 차리게 하는 방법이 효과적이다. 또한 식사 자세를 바로잡고 식사 보조 도구를 선별하는 것이 식욕의 향상으로 이어진다.

조언 한마디

비사용 증후군
뒤에 감춰진
**저영양 대책도
잊지 말자!**

식욕 부진

식욕 부진으로 식사를 잘 하지 못하는 경우 임시적으로 영양 보조 식품이나 아이스크림·푸딩 등 기호품을 통해 칼로리를 보충하는 것도 효과적이다.

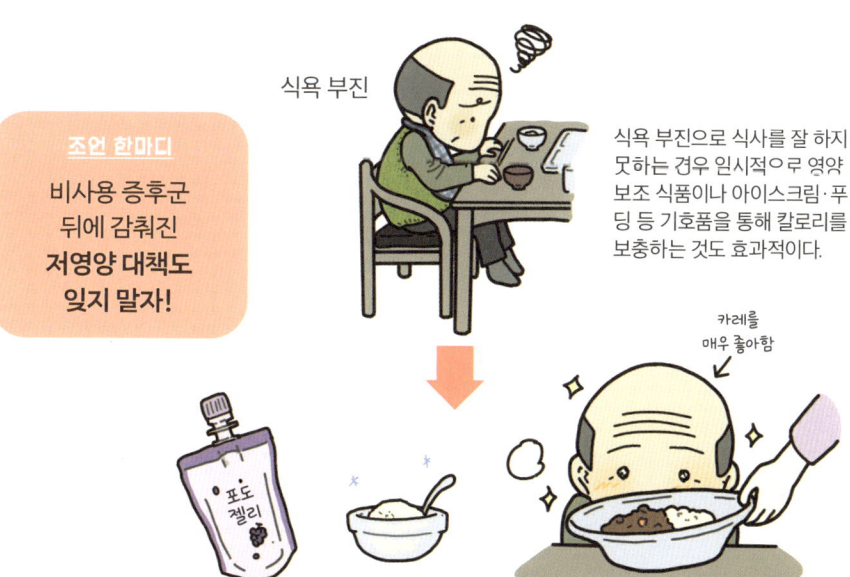

카레를
매우 좋아함

포도
젤리

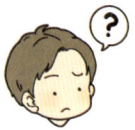

비사용 증후군은 어떻게 평가할까?

- 현장에서는 비사용 증후군의 정도나 회복 단계를 평가할 때 BI, FIM을 사용한다
- 비사용 증후군의 진행 상태를 정기적으로 확인해 노쇠 대책으로 연결하자

비사용 증후군을 평가하는 방법은 없다

비사용 증후군은 병이나 부상 등으로 일정 기간 안정을 취한 결과 근육이 감소하고 관절 가동 범위가 제한되어 잘 움직이지 못하는 증상이 나타나는 것이다. 고령자의 경우 돌봄 필요 상태 직전 단계인 노쇠로 이어지기 때문에 특히 주의해야 하지만, 사실 비사용 증후군을 판정하는 특정 검사는 존재하지 않는다.

평가 지표를 활용하자

의료·돌봄 현장에서는 일상생활 활동 능력을 측정하는 지표인 **바델 지수**(Barthel Index, BI)나 **기능적 독립성 측정**(Functional Independence Measure, FIM)을 사용해 비사용 증후군의 정도를 정기적으로 판단하고 있다. 이동이나 화장실 이용, 식사나 옷 갈아입기, 입욕 등

일상생활에서 어떤 영향이 나타나고 있는지 수치로 측정하는 중요한 지표로, **단시간에 평가할 수 있으며 어떤 ADL(일상생활 활동)을 할 수 있는지 판단이 가능한 BI**를 사용하는 경우가 많다.

이들 지표는 병동 내나 일상에서의 본인 활동량에 큰 영향을 끼친다. 가령 병동 내에서 이동에 관한 평가 결과가 향상되었다면, 그 결과를 바탕으로 타 직종 사이에서 병동 내 컨퍼런스를 실시한다. 병동 내에서 이동 안정도가 향상됨에 따라 자유롭게 일어나거나 원하는 장소로 이동할 수 있게 되면 활동량이 향상된다. 정기 평가를 실시하면서 활동량을 향상시켜 나가는 것이 비사용 증후군을 예방하는 중요한 역할을 한다.

고령자의 영양에
각별히 주의하자!

고령자를 상대할 때 특히 주의해야 할 것은 매일의 영양 상태다. 미각 저하나 소화·흡수 기능 저하로 식사량이 감소하는 경우가 많기 때문이다. 노쇠나 근감소증 우려가 있는 고령자일수록 영양 상태를 반드시 확인해야 한다.

영양 상태를 관리할 때는
- '간이 영양 상태 조사지(MNA®-SF)'
- SGA(주관적 포괄적 평가) 등
의 평가 척도를 사용한다.

특히 인지 기능이 저하된 고령자의 경우는 주위에서 영양 상태를 꼼꼼하게 확인하는 것이 중요하다. 구체적으로는 **체중이나 BMI 외에 체중 감소율**(일정 기간 내에 체**중이 얼마나 감소했는지 나타내는 지표)이나 통상 체중비**(현재의 체중이 통상적인 체중과 비**교했을 때 어느 정도의 비율인지 나타내는 지표)를 정기적으로 확인**하여 영양 상태를 파악한다.

체중을 측정하기가 어려울 때는 **위팔이나 종아리의 둘레를 계측해서 평가**한다. 또한 혈액 검사 데이터나 매일의 식사량을 확인하는 것도 중요하다.

【영양 상태의 구체적인 체크포인트】

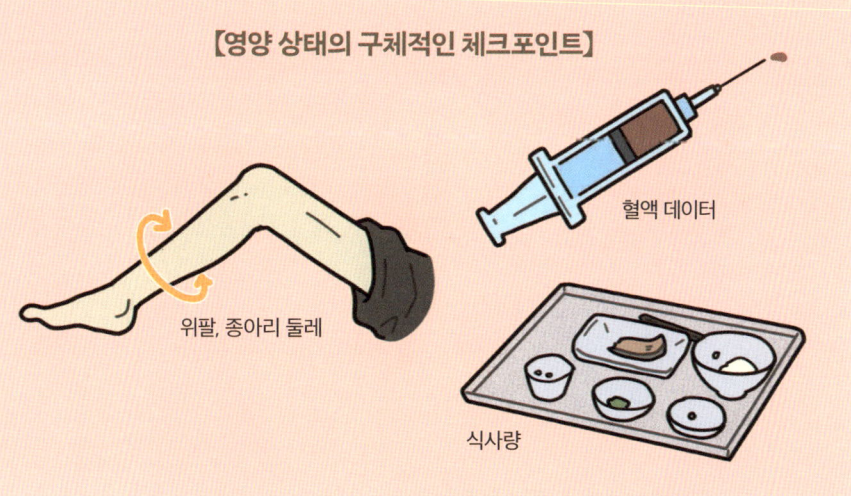

위팔, 종아리 둘레

혈액 데이터

식사량

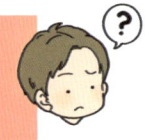

흡인성 폐렴의 발병 원인과
세 가지 대책

- 흡인성 폐렴은 음식물이 기도로 잘못 들어가서 발생한다
- 구강 체조·구강 관리·식사 자세를 재검토하면 예방할 수 있다

흡인성 폐렴의 원인

음식물을 삼키면 보통 식도로 운반된다. 그런데 잘못 삼켜서 음식물이 기도로 들어가면 입속이나 목에 있었던 세균도 함께 폐로 들어가 흡인성 폐렴을 일으킨다.

고령자가 흡인성 폐렴에 잘 걸리는 이유

고령자가 흡인성 폐렴에 잘 걸리는 원인으로는 ① 삼키는 힘(연하 기능)·기침 반사의 저하, ② 구강 내 오염(세균이 증가함), ③ 면역력 저하라는 세 가지를 들 수 있다. 아울러 몸 상태가 좋지 않아 구토했을 때도 발생하기 쉽다.

【흡인성 폐렴의 발병 원인】

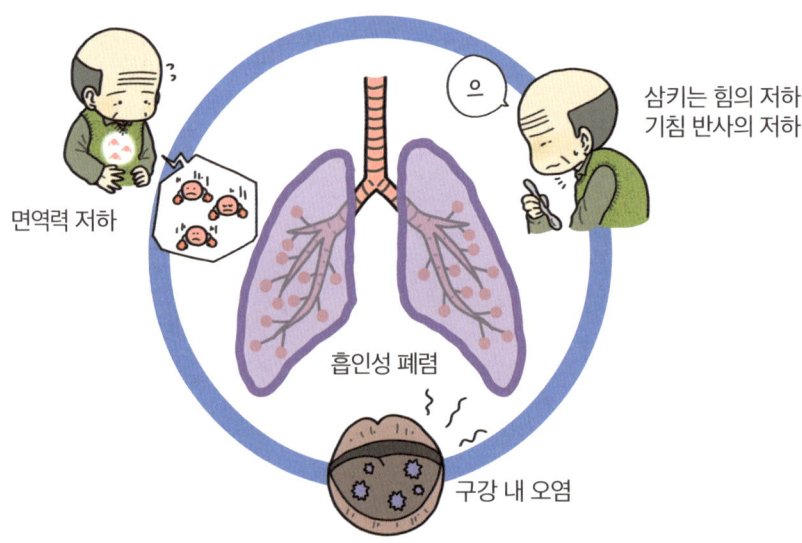

면역력 저하

삼키는 힘의 저하
기침 반사의 저하

흡인성 폐렴

구강 내 오염

【흡인성 폐렴의 세 가지 대책】

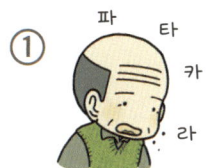

① 파 타 카 라

① 먹기 전에 구강 체조를 하는 습관을 들인다

조언 한마디

흡인성 폐렴은
반복되기 쉬우니
**세 가지 대책을
철저히 실천하자!**

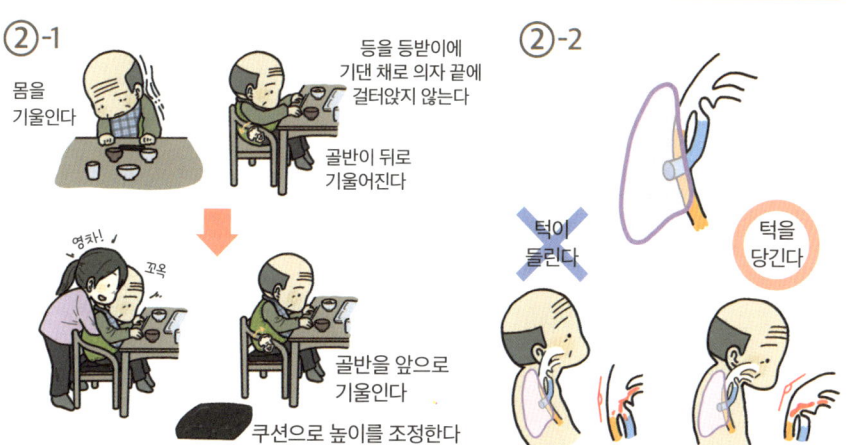

②-1
몸을 기울인다

등을 등받이에 기댄 채로 의자 끝에 걸터앉지 않는다

골반이 뒤로 기울어진다

영차!
꼬옥

골반을 앞으로 기울인다

쿠션으로 높이를 조정한다

②-2
턱이 들린다

턱을 당긴다

②-1 식사 자세를 바로잡는다

자세가 무너진 채로 식사하면 음식물을 잘못 삼키는 원인이 된다. 몸에 맞는 의자·식탁을 고르고 쿠션을 사용해 위치를 조절함으로써 식사 자세를 바로잡는 것이 중요하다.

②-2 턱의 위치와 기도의 관계에 주의한다

허리가 구부러지고 턱이 들린 자세에서는 기도에 음식물이 들어가기 쉬워진다. 자세를 바로잡고 턱을 당긴 상태로 식사하면 음식물이 식도로 들어가기 쉬워진다.

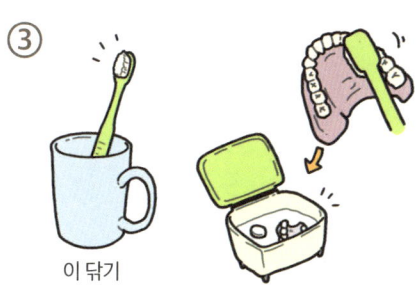

③
이 닦기
혀 닦기

틀니 세정

③ 구강 관리로 입속을 청결하게 유지한다

구강 내의 세균이 몸속에 들어가도 흡인성 폐렴이 일어난다. 식후의 양치질, 혀 청소, 틀니 청소, (필요에 따라서는)구강 보습 젤을 활용해서 구강 내를 청결하게 유지하는 것이 중요하다.

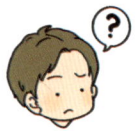 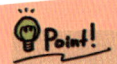

음식물이 기도로 들어갔는데 사레들리지 않는 상황도 간과하면 안 된다!

Point!

- 사레들리지 않고 음식물이 기도로 들어가면 무증상 흡인성 폐렴을 일으킨다
- '거칠고 쉰 목소리', '갑자기 내는 큰 목소리', '원인 불명의 미열'에 주의하자

무증상 흡인성 폐렴의 원인

식사하다 갑자기 심하게 기침을 하면 음식물을 잘못 삼켰다는 것을 알 수 있지만, 75세 이상 고령자나 삼키는 데 어려움을 겪는 고령자는 음식물이 기도로 들어갔어도 사레들리지 않는 '무증상 흡인성 폐렴'이 많다. 무증상 흡인성 폐렴은 수면 중에 자신의 침을 잘못 삼켰을 때도 발생한다.

무증상 흡인성 폐렴을 발견하는 세 가지 포인트

사레들려서 심하게 기침하는 모습이 보이지 않아 늦게 발견하기 쉬운데, 고령자를 돌보는 사람이 발견할 수 있는 방법이 있다. 그것은 ① 목소리가 거칠고 쉬었거나 폐에서 잡음이 들린다, ② 갑자기 "아~!"라고 큰 소리를 낸다, ③ 원인 불명의 미열이나 호흡 곤란이 계속된다, 이 세 가지다.

이물질이 기도로 들어가도
사레들리지 않는 사람

- 75세 이상 고령자
- 뇌졸중 환자
- 파킨슨병 환자

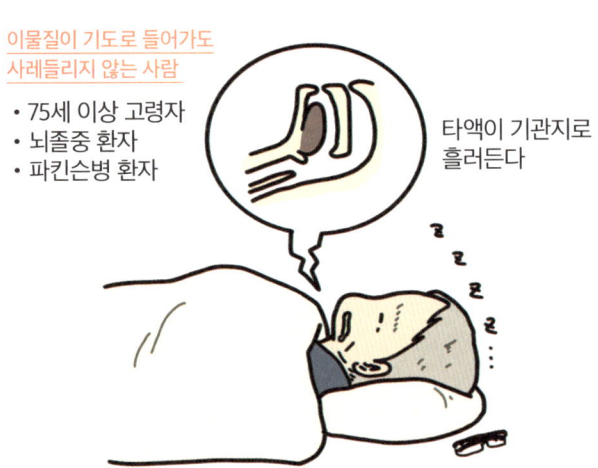

타액이 기관지로
흘러든다

【무증상 흡인성 폐렴을 발견하는 세 가지 포인트】

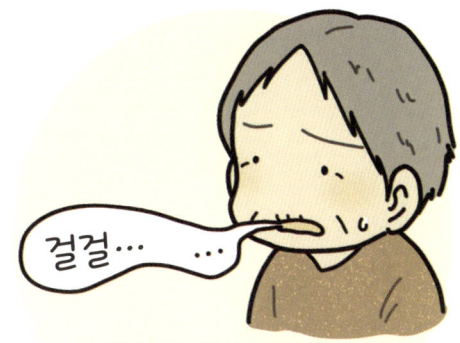

• 목소리가 거칠고 쉬었다
• 폐잡음

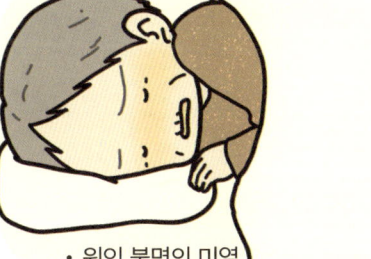

• 원인 불명의 미열
• 숨 쉬는 것이 불편해 보인다

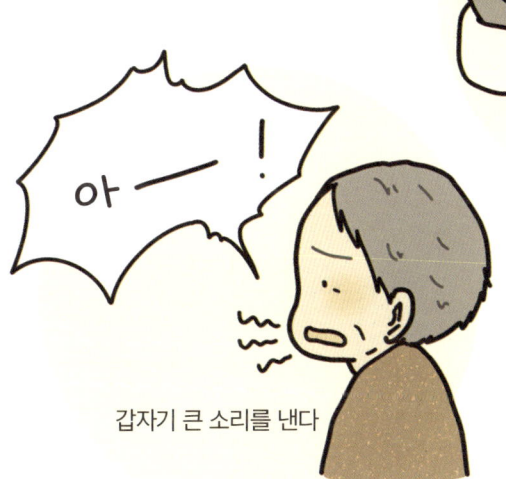

갑자기 큰 소리를 낸다

① 목소리가 거칠고 쉬었거나 폐에서 잡음이 들린다.
② 갑자기 "아ー!"라고 큰 소리를 낸다.
③ 원인 불명의 미열이나 호흡 곤란이 계속된다.
이런 증상이 보인다면 무증상 흡인성 폐렴을 의심한다.

조언 한마디

**무증상 흡인성 폐렴을 예방
하려면 구강 관리가 필수다.**
후기 고령자나 삼키는 데
어려움을 겪는 사람은
구강 관리가 매우 중요하다.
주위 사람들이 도와주자!

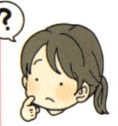

고령자에게 많은
네 가지 골절

- 고령자의 골절은 대부분 넘어진 것이 원인이다
- 주된 부위는 대퇴골경부, 흉요추, 상완골경부, 요골원위부이다

넘어졌을 때의 상황을 알자

고령자의 골절은 넘어졌을 때 많이 발생하며, 그 부위는 넘어졌을 때 **어떤 부위로 땅을 짚었는가**에 따라 달라진다. 또한 뇌졸중 등의 영향으로 반신마비가 있는 사람은 마비된 쪽으로 균형을 잡는 데 어려움을 겪고 뼈가 약해지기 쉬워서 마비된 쪽이 많이 골절된다.

재발을 예방하기 위해

과거에 넘어져서 다친 적이 있는 고령자는 다시 넘어질 가능성이 크기 때문에 치료와 재발 예방이 필수다. 이때 넘어지기에 이른 원인이나 경위를 알면 대책을 세울 때 힌트가 된다.

【골절인지 구분하는 방법】

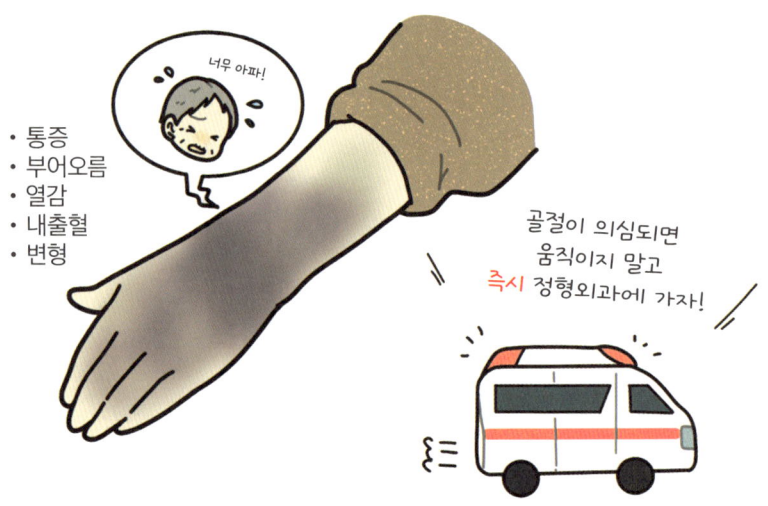

너우 아파!

- 통증
- 부어오름
- 열감
- 내출혈
- 변형

골절이 의심되면 움직이지 말고 즉시 정형외과에 가자!

【고령자에게 많은 골절과 부상 상황】

압박 골절

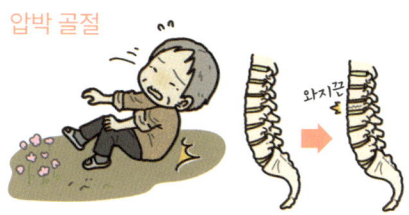

상완골근위부 골절

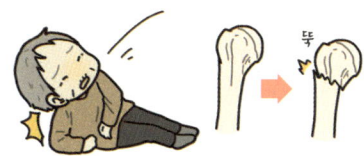

요골원위부 골절

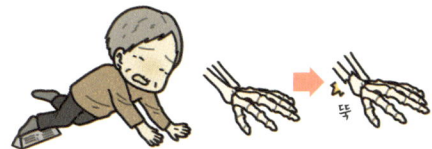

대퇴골경부 골절

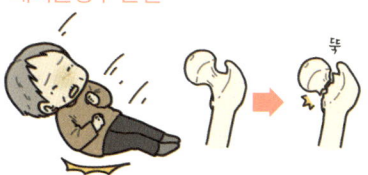

고령자에게 많은 골절은 ① 상완골경부(팔꿈치나 팔의 어깨와 가까운 부분), ② 요골원위부(손), ③ 흉요추(엉덩방아), ④ 대퇴골경부(다리가 엉덩이와 연결된 부분)의 네 가지다.

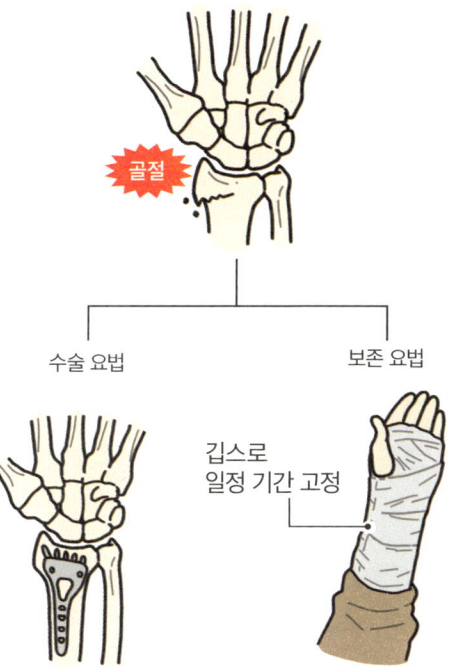

골절

수술 요법

보존 요법

깁스로
일정 기간 고정

조언 한마디
골절이 일어났을 때의
상황을 정확히 파악하고,
치료와 함께 환경 설정이나
재활 훈련 등 재발 예방
대책도 실시하자!

골절 치료에는 **수술 요법과 보존 요법**의 두 가지가 있다. 상태가 가볍다면 보존 요법(깁스나 코르셋으로 일정 기간 고정)을 사용한다. 수술이 필요한 상황에서는 과거 병력과 체력을 고려해 보존 요법을 선택할 수 있다.

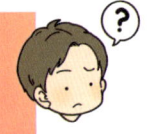

변형성 관절염이 발생하기 쉬운 부위는 어디?

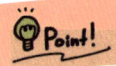

• 변형성 관절염은 체중을 지탱하는 관절에 많이 발생한다
• 관절 연골 마모나 활막 염증으로 통증·부기·가동 부위 제한 같은 증상이 나타난다

고령자에게 많은 관절염 부위

우리 몸에는 200개가 넘는 관절이 있으며, 하루에 10만 회 이상 움직인다. 이 가운데 고령자를 괴롭히는 '관절염'은 대체로 '척추·고관절·슬관절·족관절' 등 이른바 '체중을 지탱하는' 관절에서 나타난다.

변형성 관절염의 증상

변형성 관절염이 발생하면 겉모습이 변화할 뿐만 아니라 통증이나 부기, 열감, 가동 부위 제한, 움직일 때의 불편감 같은 증상이 나타난다. 악화되면 변형이 진행되어 서기·걷기 등 일상의 움직임이 어려워지기 때문에 조기 대처가 중요하다.

【변형성 관절염의 증상】

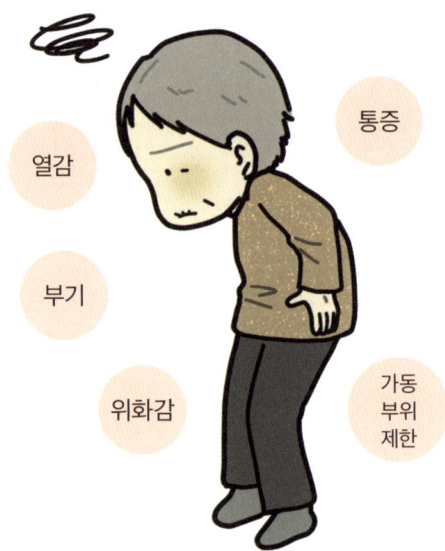

통증

열감

부기

위화감

가동 부위 제한

【변형성 관절염이 발생하기 쉬운 부위】

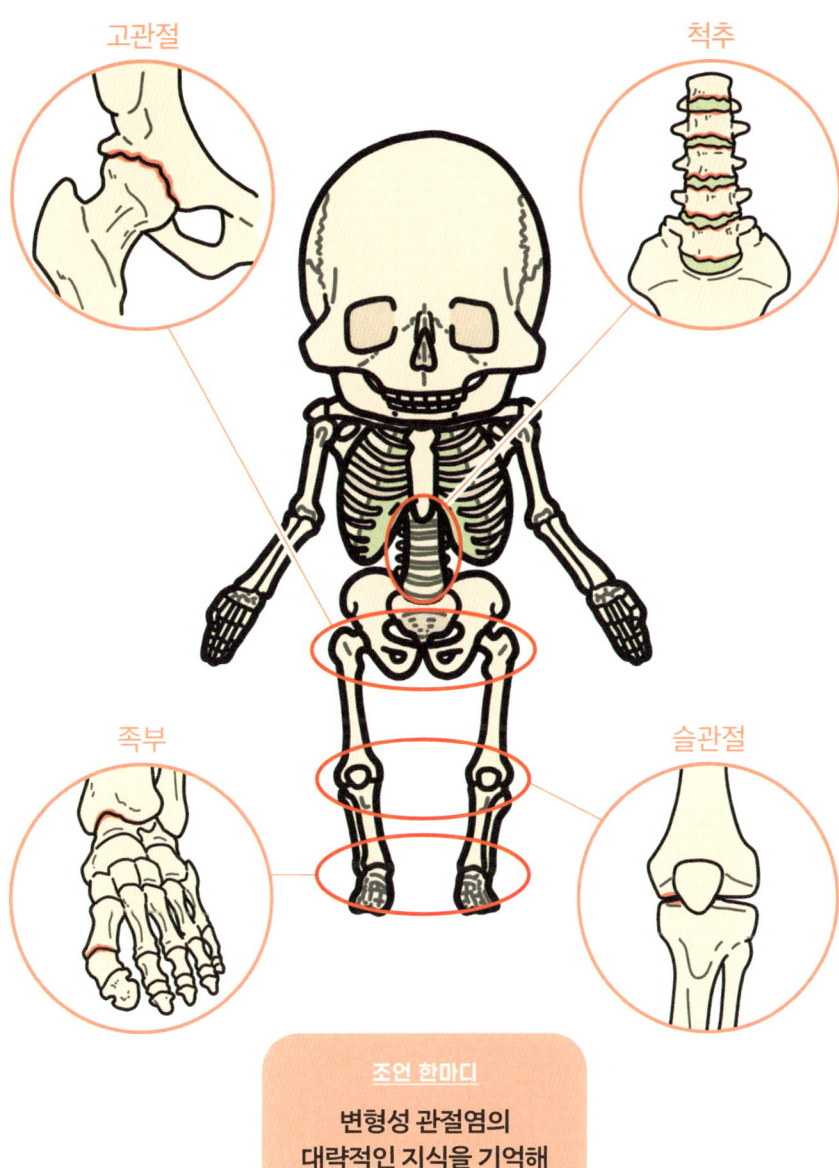

고관절

척추

족부

슬관절

조언 한마디
변형성 관절염의
대략적인 지식을 기억해
예방·대책으로 연결하자!

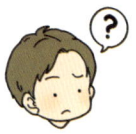

병이나 부상의 영향으로 발생하는 2차성 관절염에는 이렇게 대응한다

- 변형성 관절염에는 원인이 분명한 2차성 관절염이 있다
- 2차성 관절염을 예방하려면 환경이나 생활 동작의 재검토, 보조 도구 선택 등이 중요하다

원인이 분명한 변형성 관절염

류머티즘이나 선천적인 병이 원인이 되어 손발가락 또는 관절이 변형되고 붓거나 통증에 시달리는 고령자를 많이 볼 수 있다.

변형성 관절염에는 나이나 체중 증가 등이 원인이 되어 관절이 마모·변형되는 1차성 관절염과 류머티즘 등의 질환이나 부상이 원인이 되어 발생하는 2차성 관절염이 있다.

치료를 위한 트레이닝뿐만 아니라 거주 환경을 정비하고 생활 움직임을 재검토하며 적절한 보조 도구를 고르는 것도 중요하다.

【변형성 관절염의 종류】

1차성 관절염
원인: 불명

2차성 관절염
원인: 병(류머티즘), 부상

가령 변성

부상

병

비만

관절 연골의 마모
활막의 염증

【2차성 관절염에 걸린 고령자를 돌보는 방법】

① 환경 설정

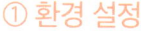
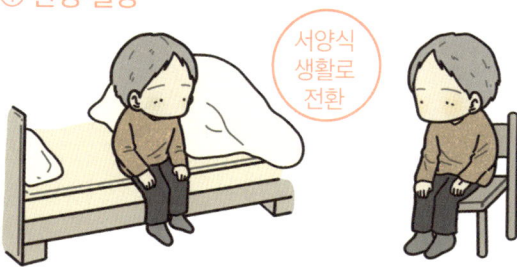

서양식 생활로 전환

△이부자리 ➡ ◎침대

△바닥 ➡ ◎의자

> 변형이나 증상이 진행된 2차성 관절염에는 관절에 부담을 주지 않는 환경과 생활 움직임, 보조 도구 선정이 효과적이다.

② 생활 지도

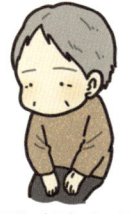
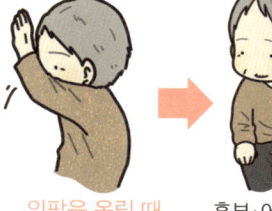
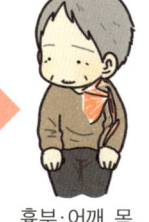

통증의 방어 반응
- 견갑골을 올림
- 위팔을 안쪽으로 돌림

위팔을 올릴 때
- 어깻죽지부터 올리지 못한다

흉부·어깨, 목, 두 팔의 긴장을 푼다

> **조언 한마디**
> 변형성 관절염에는 두 종류가 있다는 것을 이해하고, **현재 상태를 바탕으로 먼저 사용해야 할 대처법을 결정하자!**

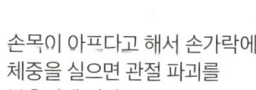
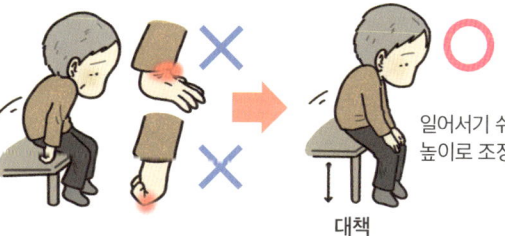

손목이 아프다고 해서 손가락에 체중을 실으면 관절 파괴를 부추기게 된다

대책
의자를 높인다

일어서기 쉬운 높이로 조정한다

③ 보조 도구 고르기

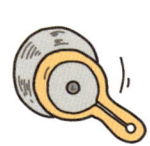
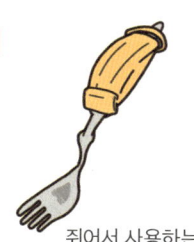
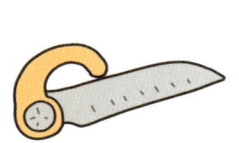

방문 손잡이에 설치하는 도어핸들

쥐어서 사용하는 포크, 스푼

쥐어서 사용하는 식칼

페트병 뚜껑을 여는 도구

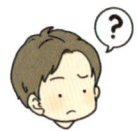

'관절염의 통증' 대책을 위해서 알아 둬야 할 두 가지

Point!

- 통증을 줄이려면 관절에 부담을 주는 요인을 없애는 것이 중요하다
- 관절의 부담을 줄이는 방법으로는 관절을 움직이는 법을 찾는 방법과 도구를 사용하는 방법 등이 있다

통증에 대처하기 위한 접근법

수많은 고령자를 괴롭히는 관절염의 통증에 대처하기 위해서는 '관절의 부담 경감'과 '관절의 부담을 줄이는 방법'의 두 가지를 이해하는 것이 중요하다.

관절을 100살이 넘은 나무에 비유해 보겠다. 나이를 먹어 약해진 가지나 줄기에 동물이 매달리거나 강한 비바람을 맞으면 나무는 쓰러지고 만다. 그러나 부목을 대서 보강하거나 무리한 부담을 주지 않는다면 계속 살 수 있다.

관절도 마찬가지다. 부담을 피하고 관절을 움직이는 방법을 찾아서 보조 도구를 이용하며 적절히 대처한다면 통증을 줄일 수 있다.

【관절에 부담을 주는 요인】

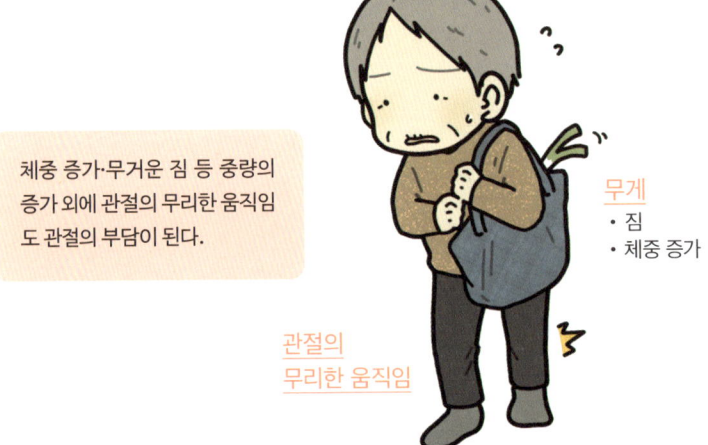

체중 증가·무거운 짐 등 중량의 증가 외에 관절의 무리한 움직임도 관절의 부담이 된다.

무게
- 짐
- 체중 증가

관절의
무리한 움직임

【관절의 부담을 줄이기 위한 방법】

① 움직임 관리

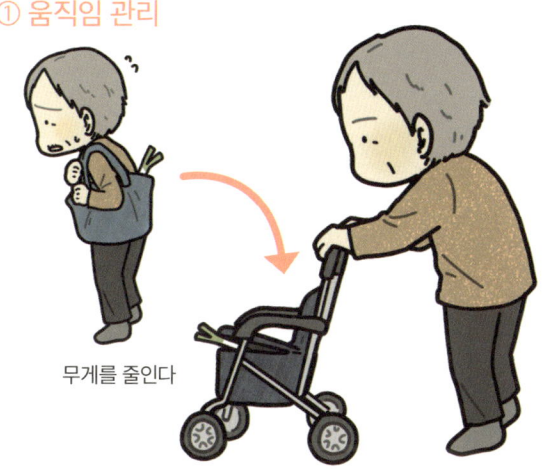

무게를 줄인다

> **조언 한마디**
>
> 관절에 부담을 주는
> 요인을 제거해
> 부담을 줄일
> 방법을 찾자!

> 짐은 실버카에 넣어서 운반한다. (류머티즘 등으로 변형이나 통증이 있을 경우)
> 통증이 없는 범위에서 올바른 방향으로 조금만 움직인다.

② 도구의 사용 관리

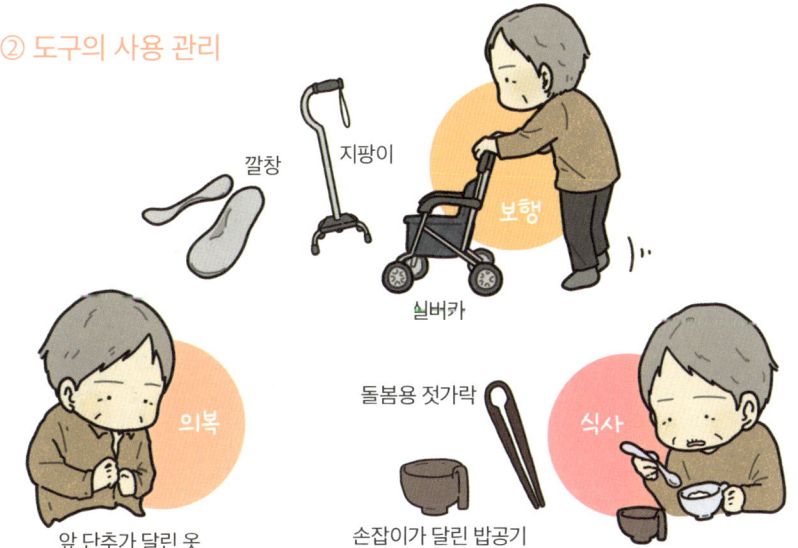

깔창   지팡이

보행

실버카

의복

앞 단추가 달린 옷

돌봄용 젓가락

손잡이가 달린 밥공기

식사

> '보행·옷 갈아입기·식사' 같은 상황에서는
> 적절한 도구를 사용하면 도움이 된다.

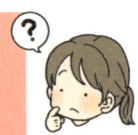

발견이 늦어지는
고령자의 심부전

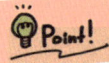 **Point!**

- 고령자에게 많은 박출률 보존 심부전은 증상이 잘 나타나지 않는다
- 금방 숨이 찬다거나 자주 피로를 느낀다면 심부전 증상이 숨어 있을 때도 있다

고령자의 심부전은
증상을 알기가 어렵다

나이가 들면 심장 근육이 굳어져 팽창하거나 수축하지 않으면서 심부전이 일어날 위험이 커진다. 최근 연구에서는 **고령자의 약 절반이 펌프 기능은 유지되지만 심실이 딱딱해지면서 돌아오는 혈액을 받아들이지 못해 심부전에 걸린다**는 결과가 나와 문제가 되고 있다. 이러한 심부전은 '박출률 보존 심부전' 또는 '이완기 심부전'으로 불린다. 펌프 기능이 저하된 심부전에 비해 증상이 잘 나타나지 않는 것이 특징이다.

그러니 평소와 다른 증상이 없는지, 작은 신호라도 놓치지 않도록 주의하자.

【심장의 내부 구조】

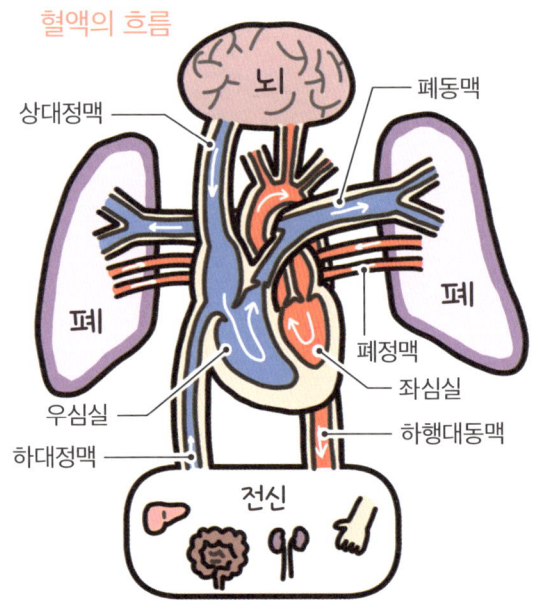

혈액의 흐름

상대정맥
폐동맥
폐
폐
우심실
폐정맥
좌심실
하대정맥
하행대동맥
전신

【심부전의 발병 원인 차이를 확인하자】

박출률 보존 심부전

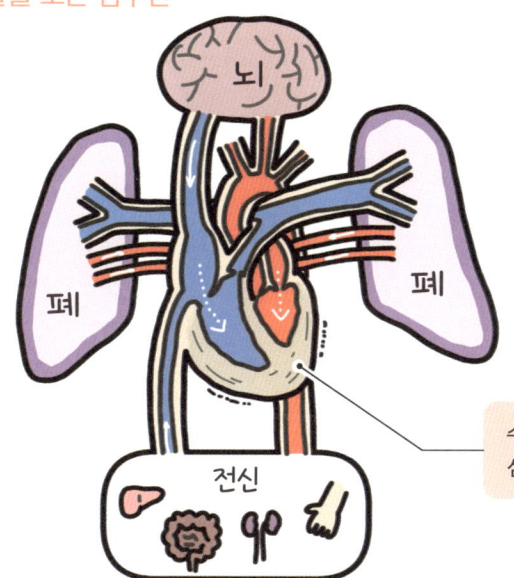

뇌

폐

폐

전신

> **조언 한마디**
> **바이탈 사인**
> **계측 결과와 함께**
> **심부전에 해당하는 증상도**
> **확인하는 습관을 들이자!**

> 수축력은 떨어지지 않았지만
> 심장이 굳어서 잘 팽창하지 않는다.

심부전의 일반적인 증상

- 숨참
- 쉽게 피로를 느낌
- 하지가 부어오름
- 호흡 곤란
- 불면
- 손발의 냉감

박출률 감소 심부전

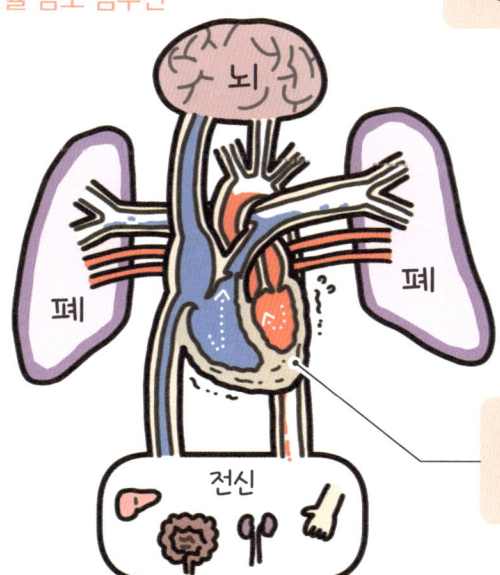

뇌

폐

폐

전신

> 심실이 수축하는 힘이 약해진다.
> ↓
> 혈액을 내보내는 힘이 약하다.

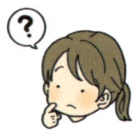

고령자의 부정맥은 위험 신호?

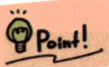

- 부정맥에는 서맥과 빈맥, 리듬 불안정 등이 있는데, 특히 심방세동에 주의해야 한다
- 약을 사용하는 경우 부작용이나 고령자 특유의 리스크를 철저히 관리한다

고령자에게 많은 부정맥의 위험

고령자에게 많은 '부정맥'은 '서맥=느린 맥박', '빈맥=빠른 맥박', '리듬 불안정' 등이 있다. 실제로는 걱정할 필요가 없는 것도 있지만, 심부전이나 뇌경색으로 이어질 위험이 높은 것도 있기 때문에 주의가 필요하다.

부정맥 중에서도 기외수축은 30세 이상인 사람에게서 많이 발견되며, 나이가 들면서 발병률이 늘어난다. 대부분 생리적 요인으로 발생하니, 수면 부족이나 스트레스 등의 영향도 고려하여 일상에서 나타나는 변화를 놓치지 말자.

일상 동작을 할 때의 맥박 등 바이탈 사인의 변동에 주의하고, 운동할 때 몸에 부담을 주지 않도록 한다.

주의해야 할 것은 심방세동

부정맥 중에서 특히 주의해야 할 것은 심방세동이다. 심방이 빠르고 불규칙하게 떨면(세동) 온몸에 혈액이 충분히 도달하지 않으면서 심부전 위험이 커진다. 또한 심방에서 생긴 혈전이 뇌로 가면 뇌경색으로 이어진다.

고령자의 심부전 치료는 약으로 조절하는 방법 중심이다. 다만 자주 사용되는 **피를 묽게 해 주는 약**(항혈소판제·항응고제)**이나 이뇨제 같은 약은 부작용도 많기 때문에,** 이런 약을 복용할 경우에는 혈압의 변동 또는 출혈에 주의해야 한다.

【주의해야 할 부정맥】

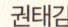

권태감

숨참
가슴
두근거림

빈맥

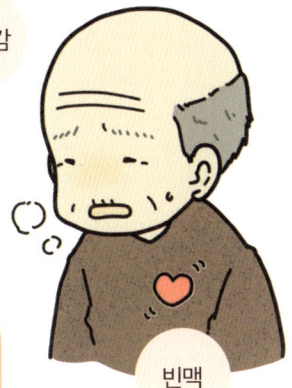

심방세동

온몸에 충분한 혈액을
보내지 못한다

조언 한마디
부정맥의 위험성을 이해하고
복약 내용을 확인해
리스크를 관리하자!

【일상생활 동작의 확인】

- 활동에 따른 맥박, 산소 포화도 변동 (리듬 불안정이나 부정맥 등)
- 몸을 일으킬 때의 급격한 혈압 저하 (이뇨제로 인한 기립성 저혈압 등)
- 심장이나 몸의 부담을 고려한 운동
- 표피 박리나 출혈을 주의 (피부가 건조해지기 쉬운 겨울철)

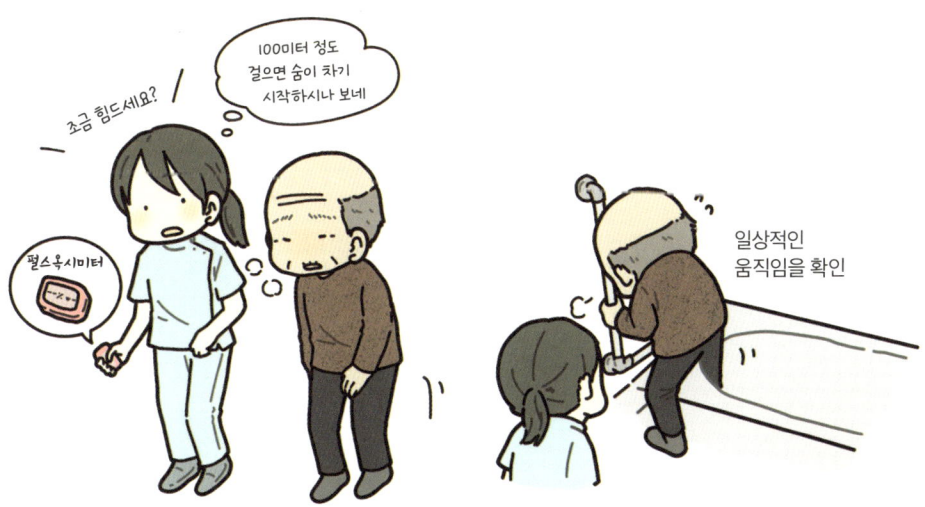

조금 힘드세요?

100미터 정도
걸으면 숨이 차기
시작하시나 보네

펄스옥시미터

일상적인
움직임을 확인

심장에 부담을 주는 힘든 동작이나 활동을 할 때는 그 전후까지 포함해서 리스크 관리를 한다.

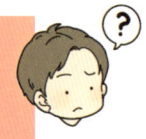

고령자가 '암'에 많이 걸리는 이유와 알아 둬야 할 것

- 고령화와 함께 증가하는 암은 발병 부위에 따라 리스크 관리법이 다르다
- 체력적인 부담이나 과거 질환, 부작용 등 다방면에서 주의가 필요하다

암의 발병이 증가하는 요인과 생활 습관병

고령이 될수록 세포가 노화하고 DNA 복구 능력이 저하되어 암에 걸릴 위험이 커진다. 직접적인 원인은 부위에 따라 다르지만, 흡연이나 음주, 그 밖의 생활 습관 등이 관여하는 '생활 습관병'도 **암의 요인 중 하**나다.

연령대에 따른 요인의 차이

암의 요인은 **남성의 경우 흡연, 여성의 경우 감염성 인자(C형 간염 바이러스)가 많다**고 알려져 있지만, 연령대에 따라서도 달라진다. 시대에 따른 흡연자 수의 차이나 감염 리스크의 차이 등과도 관련이 있다.

암의 발병 부위별 리스크 관리

특히 중증이 될 가능성이 큰 폐암·위암·대장암은 수술·항암제·방사선 치료 등 암 치료와 관련된 리스크 외에도 발병 부위별로 주의해야 할 증상이 있다.

아울러 정신적 측면의 보살핌도 중요하며, 치료에 대한 체력적인 부담, 부작용, 지병과의 관련성 등도 고려할 필요가 있다.

개중에는 치매 증상이 악화되거나 적응 장애, 우울증, 섬망 같은 정신 증상이 나타나는 경우도 있다. 가까이에서 돌보는 사람으로서 고령자의 기분을 이해하며 상대하는 것이 중요하다.

【암에 관한 최신 통계】

2022년 암발생률 (상위 5위)

	1위	2위	3위	4위	5위
전체	갑상선	대장	폐	유방	위
남성	폐	전립선	대장	위	간
여성	유방	갑상선	대장	폐	위

2024년 암사망률(상위 5위)

	1위	2위	3위	4위	5위
전체	폐	간	대장	췌장	위
남성	폐	간	대장	위	췌장
여성	폐	대장	췌장	유방	간

출처: 국가암정보센터

【발병 부위에 따라 달라지는 리스크 관리】

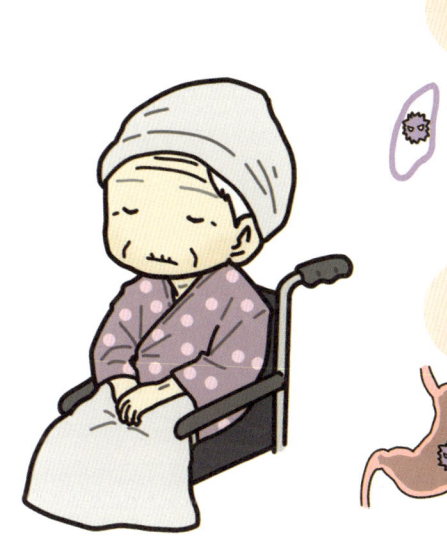

폐

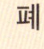
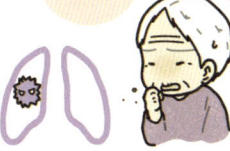

- 기침
- 가래
- 호흡 곤란
- 발열

위

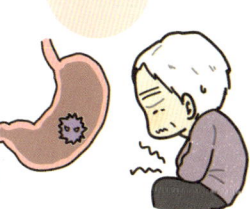

- 출혈, 빈혈
- 타르변(흑색변)
- 복부 증상
- 통증
- 덤핑 증후군

대장

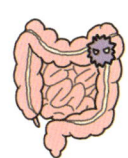
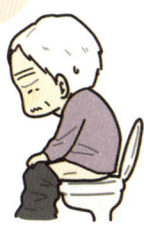

- 복부 증상
- 배설 관리
- 장루(인공 항문) 관리

> **조언 한마디**
>
> 발병 부위별 특징과
> 고령자에 특화한
> 돌봄·리스크 관리
> 지식을 알아 두자!

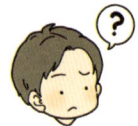

고령자의 암 치료·돌봄은 이렇게 생각한다!

- 암의 치료 방침은 나이뿐만 아니라 과거 병력이나 체력, 인지의 측면도 고려해 결정한다
- 입원 치료와 재택 치료, 완화 치료 모두 본인과 가족을 둘러싼 환경을 정비하는 것이 중요하다

고령자의 암 치료 방침은 어떻게 결정될까?

고령자의 암에 대한 치료 방침은 단순히 나이만으로 결정되는 것이 아니다. 지병이나 과거 병력 등 **체력적인 문제, 여생을 고려한 적극적인 치료의 필요성** 그리고 무엇보다 **본인의 희망**을 종합적으로 검토해서 결정한다.

적극적 치료와 완화 치료의 선택

수술이나 항암제 등을 사용한 적극적인 치료는 신체적인 부담을 동반하며, 합병증이나 후유증 발병, 치매 발병이나 악화 같은 위험이 존재한다. 이를 감수하고 적극적인 치료를 실시할지 아니면 완화 치료로 이행할지는 본인, 가족과 담당의가 의논해서 결정한다. 어떤 치료를 선택하든, 치료에 관여하는 스태프는 신체적인 측면뿐만 아니라 정신적 측면

에서도 환자를 돕는 것이 중요하다.

고령자는 치료 전후에 인지 기능이나 체력에 큰 변화가 찾아온다. 따라서 입원 치료를 선택했을 경우 퇴원 후에 돌봄 서비스를 조정하고 가족과 연대하는 것이 중요하다. 완화 치료나 재택 치료를 선택했다면 케어 매니저 등과 상담하면서 돌봄의 양을 예측해 환경을 조정하고 각종 방문 서비스나 복지 도구를 검토한다.

환자의 희망에 맞춰 마지막 순간까지 본인다운 삶을 누릴 수 있도록 도울 방법을 모두 함께 고민한다.

【고령자의 암 치료 방침】

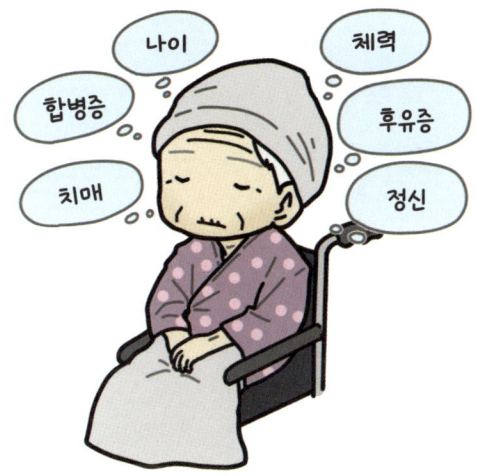

치료를 견뎌낼 수 있는가?

YES ↘   NO ↘

의료 기관에서 치료

· 합병증 예방

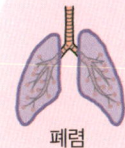
폐렴

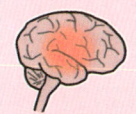
뇌졸중

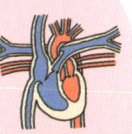
심근경색

· 비사용 증후군 예방

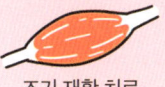
조기 재활 치료

완화 치료 / 재택 치료

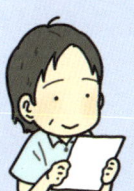

· 환경 조정
· 돌봄 서비스 신청
· 케어 매니저와 상담
· 정신적 도움
  (본인·가족)

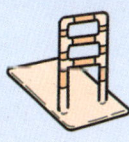

조언 한마디

갑작스러운 상태 악화나
체력 저하가 일어날 것을 예측하고
통증·고통을 최대한 완화해
**고령자 본인·가족이 안심하고
생활할 수 있도록 대응하자!**

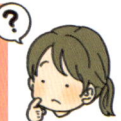

고령자의 혈당치를 관리할 때 주의할 점은?

 **Point!**

- 고령자는 약이 너무 잘 들을 때가 있어서 자각 증상이 적은 저혈당 위험이 크다
- 일상생활에서는 복약·식사 관리와 함께 발의 관리도 중요하다

고령자의 혈당치 관리는 어렵다

당뇨병은 혈당치 관리가 중요하다. 고령자의 경우 지병이나 복약 상황, 치매 유무, 현재의 일상생활 기능이나 활동량 등에 따라 혈당치를 적정 수준으로 관리하는 것이 중요하다.

저혈당에 주의하자

고령자는 나이가 들면서 간이나 신장의 활동이 저하되어 약이 너무 강한 효과를 발휘해 저혈당이 되기 쉽다. 또한 저혈당의 전형적인 증상이 잘 나타나지 않으며, 치매가 있으면 더더욱 증상을 발견하기 어렵다는 점에서도 주의가 필요하다.

【고령자의 당뇨병 ~저혈당의 위험성과 목표치~】

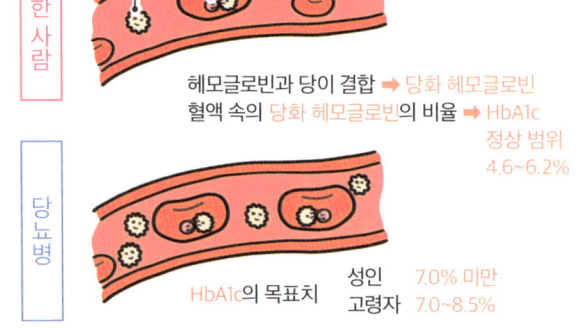

건강한 사람

당 / 헤모글로빈

헤모글로빈과 당이 결합 ➡ 당화 헤모글로빈
혈액 속의 당화 헤모글로빈의 비율 ➡ HbA1c
정상 범위
4.6~6.2%

당뇨병

HbA1c의 목표치
성인 7.0% 미만
고령자 7.0~8.5%

고령자의 혈당 관리

- 중~고도의 치매가 있다.
- 가족이나 사회의 지원을 받기 어렵다.
- 여러 가지 약을 병용하고 있다.
➡ 이런 고령자는 혈당 관리가 어려우므로 저혈당이 될 위험을 피하기 위해 목표치를 조금 높게 설정한다.

【저혈당의 증상】

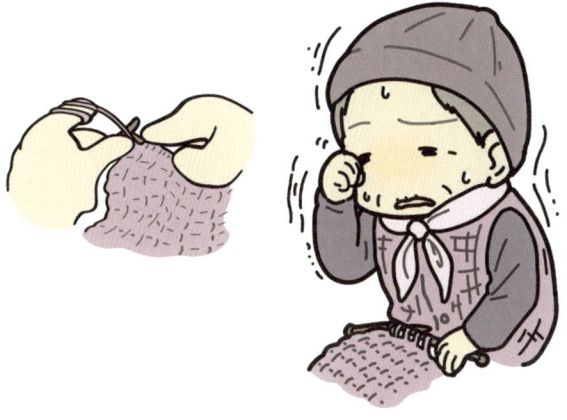

기본적인 저혈당 증상

발한, 가슴 두근거림,
손의 떨림, 몸의 노곤함

고령자의 저혈당 증상

눈이 침침하다,
몸이 후들거린다,
현기증, 식은땀, 두통
+
치매일 경우 본인은
잘 깨닫지 못한다

【일상에서 주의할 점과 대책】

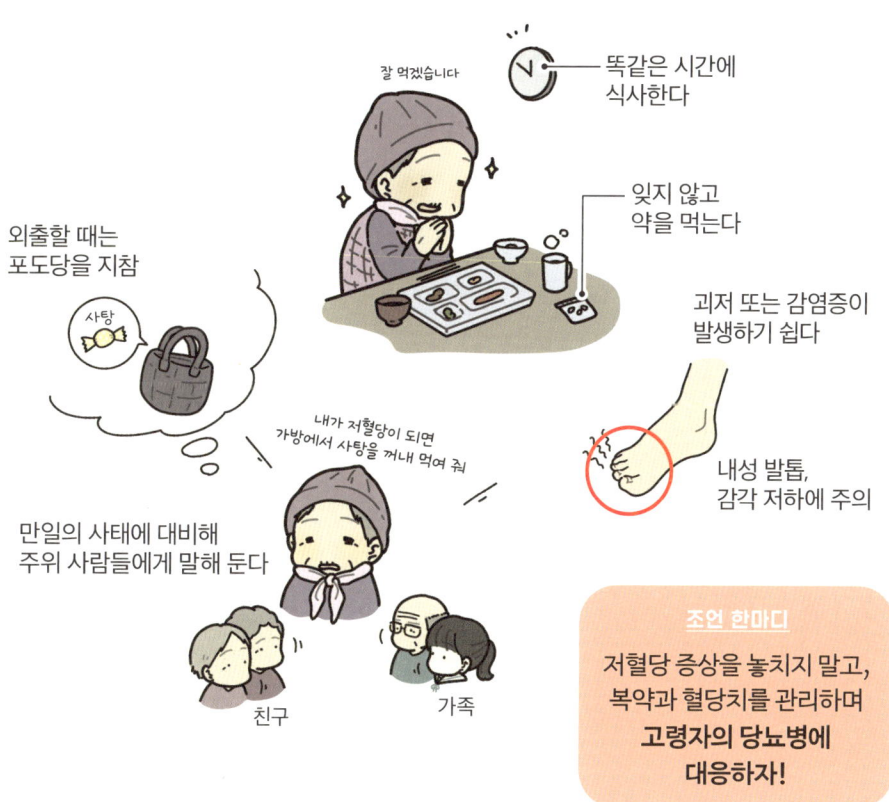

잘 먹겠습니다

똑같은 시간에
식사한다

잊지 않고
약을 먹는다

괴저 또는 감염증이
발생하기 쉽다

내성 발톱,
감각 저하에 주의

외출할 때는
포도당을 지참

사탕

내가 저혈당이 되면
가방에서 사탕을 꺼내 먹여 줘

만일의 사태에 대비해
주위 사람들에게 말해 둔다

친구

가족

조언 한마디

저혈당 증상을 놓치지 말고,
복약과 혈당치를 관리하며
**고령자의 당뇨병에
대응하자!**

129

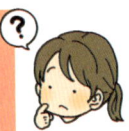

먼저 주요 증상을 이해하자!

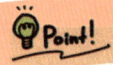

> • 파킨슨병의 주요 증상은 떨림·경직·서동·자세 반사 장애의 네 가지이다
> • 불안이나 우울 등의 정신 증상에도 주의가 필요하다

파킨슨병의 발병과 진행

파킨슨병은 도파민 신경 세포 변성이 원인이 되어 발생하는 난치병으로, 50~60대 이후에 발병하는 것으로 알려져 있다. 고령이 될수록 발병자가 증가한다. 네 가지 대표적 증상이 천천히 진행되며 그 정도는 다섯 단계로 분류할 수 있다.

자율 신경 장애를 동반할 때가 많아 변비, 기립성 저혈압, 배뇨 장애 등이 발견된다. 증상이 진행되면 음식을 삼키는 데 어려움을 겪기도 한다. 또한 불안이나 우울, 환각 등의 정신 증상도 나타나는 경우가 있는데, 이런 증상들은 신체적인 증상과 달리 표면상으로 드러나지 않아서 돌볼 때 세심한 주의와 배려가 필요하다.

【파킨슨병의 주요 증상】

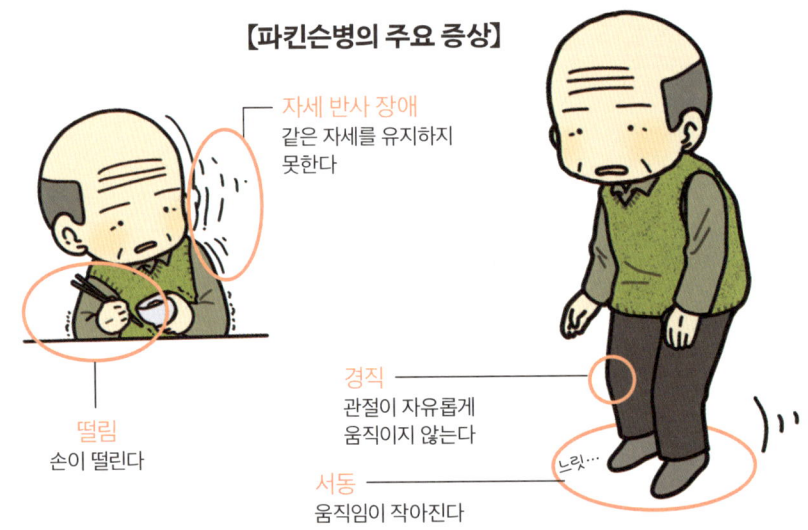

자세 반사 장애
같은 자세를 유지하지 못한다

떨림
손이 떨린다

경직
관절이 자유롭게 움직이지 않는다

서동
움직임이 작아진다

느릿…

【파킨슨병의 발병 원인】

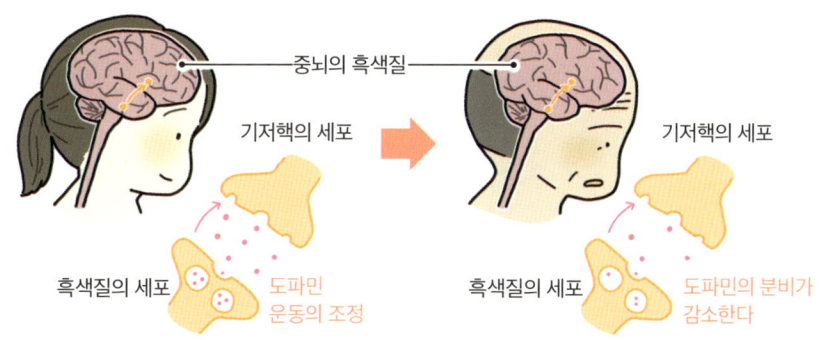

중뇌의 흑색질

기저핵의 세포

기저핵의 세포

흑색질의 세포

도파민
운동의 조정

흑색질의 세포

도파민의 분비가
감소한다

파킨슨병은 중뇌의 흑색질에 있는 도파민 분비 신경 세포가 변성해 도파민의 산출이 감소하면서 발생한다. 이 도파민 부족이 운동 제어에 영향을 끼쳐, 움직임이 느려지고 온몸의 긴장이 높아진 결과 운동 장애를 일으킨다.

【Hoehn & Yahr(호엔·야)의 중증도 분류】

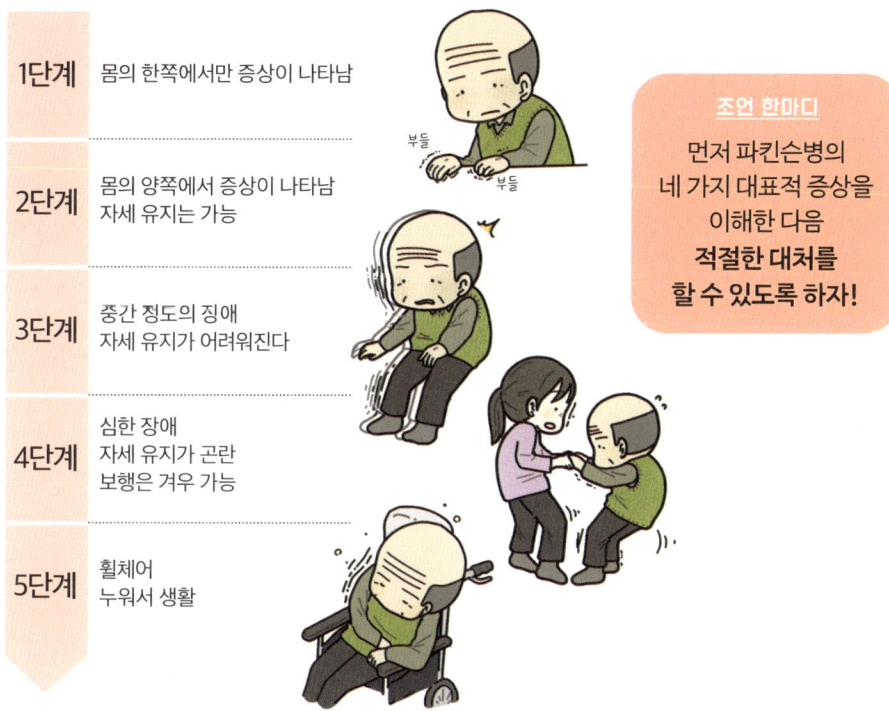

1단계 몸의 한쪽에서만 증상이 나타남

2단계 몸의 양쪽에서 증상이 나타남
자세 유지는 가능

3단계 중간 정도의 징애
자세 유지가 어려워진다

4단계 심한 장애
자세 유지가 곤란
보행은 겨우 가능

5단계 휠체어
누워서 생활

부들
부들

조언 한마디
먼저 파킨슨병의
네 가지 대표적 증상을
이해한 다음
적절한 대처를
할 수 있도록 하자!

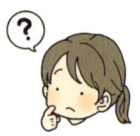

파킨슨병에 걸린 사람은 어떤 움직임을 어려워할까?

- 파킨슨병에 걸린 사람이 어려워하는 움직임은 어느 정도 패턴화되어 있다
- 몸 뒤척이기·일어나기·걷기 등 움직임에서 어려움을 느끼는 포인트를 이해하고 보조하는 것이 중요하다

원활한 보조를 위한 요령

파킨슨병의 특징으로는 움직임이 느려지는 '서동(徐動)'과 자세를 유지하지 못하게 되는 '자세 반사 장애'가 있다. 몸을 돌리는 동작이나 무게중심 이동, 자세 제어가 어려워지기 때문에 '어려워하는 동작'을 이해하고 '보조 방법'을 기억해 두면 원활히 움직일 수 있도록 도울 수 있다.

재활 치료나 약물 치료를 통해 개선되는 것처럼 보일 때도 있지만, 진행성 병인 까닭에 보조할 것이 서서히 늘어난다. 원활히 움직이도록 보조하는 요령을 파악해 두자.

【파킨슨병에 걸린 사람이 어려워하는 움직임과 보조 방법】

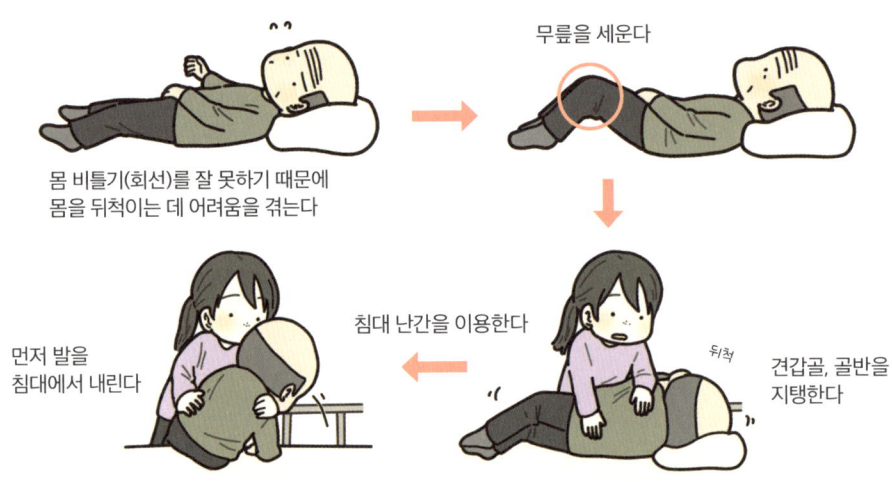

무릎을 세운다

몸 비틀기(회선)를 잘 못하기 때문에 몸을 뒤척이는 데 어려움을 겪는다

먼저 발을 침대에서 내린다

침대 난간을 이용한다

뒤척

견갑골, 골반을 지탱한다

자세 유지

- 자세를 잘 유지하지 못한다
- 앞으로 숙이거나 좌우 한쪽으로 몸이 기울기 쉽다

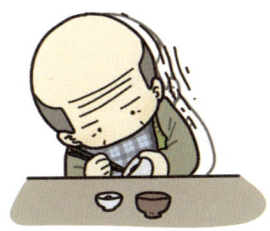

팔걸이가 있는 의자

위험해요! 의자에서 떨어지시겠어요! — 말을 건다

발을 바닥에 붙이고 있는지 확인

조언 한마디

각각의 자세나 움직임에서 어려워하는 부분을 이해하고 **고령자 본인이 움직일 수 있도록** 보조 혹은 조언해 주자!

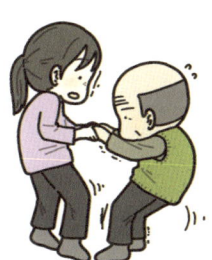

힘으로 잡아당겨도 서동이나 경직 때문에 완전히 멈춰 버린다

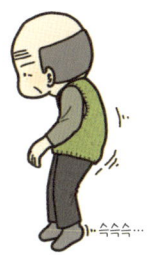

…슥슥슥…

발 끌기 / 종종걸음

- 바닥을 스치듯이 걷는다
- 보폭이 작다

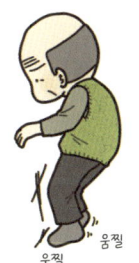

움찔   움찔

보행 동결

- 첫발을 좀처럼 내딛지 못한다

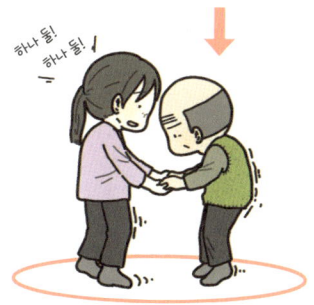

하나, 둘! 하나, 둘!

보폭, 속도를 맞춘다

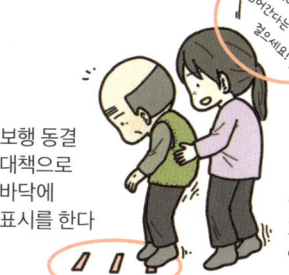

테이프 위를 넘어간다는 생각으로 걸으세요!

보행 동결 대책으로 바닥에 표시를 한다

스텝을 밟는 목적이 있으면 발을 내딛기가 수월해진다

"하나, 둘"이라고 리듬을 말해 준다

균형을 잃더라도 지탱할 수 있도록 양 겨드랑이에 가볍게 손을 대고 있다

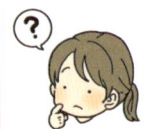

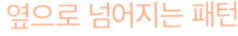

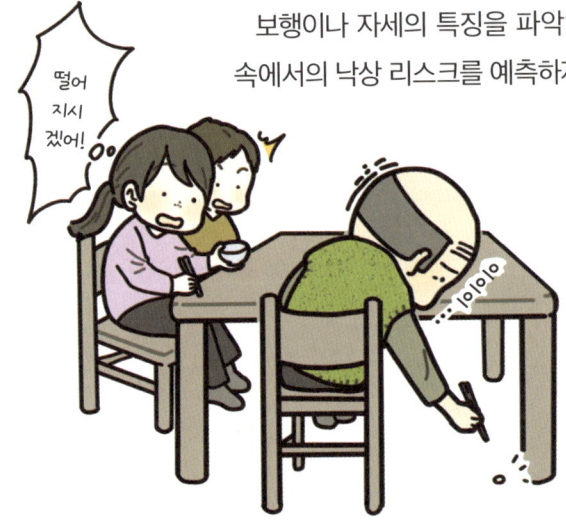

낙상 위험에
어떻게 대처해야 할까?

- 일어설 때나 걷기 시작할 때, 방향을 전환할 때 넘어지는 일이 늘어난다
- 생활 속에서는 야간 화장실 이용이나 옷 갈아입기, 식사할 때의 낙상 리스크에 주의한다

파킨슨병과 낙상 위험

파킨슨병에 걸린 고령자를 가장 괴롭히는 문제가 낙상이다. 병이 진행되면 어려움을 겪는 움직임이 늘어나기 때문에 생활 속에서 낙상 위험이 커진다.

대책을 세워 방지할 수 있는 낙상도 있다

파킨슨병에 걸린 사람이 어려움을 느끼는 움직임은 공통적인 까닭에 **낙상 위험이 높은 상황도 어느 정도 공통적이다.** 그래서 '이럴 때', '이런 장소에서', '어떤 위험이 있는가?'를 알고 있으면 예방할 수 있는 경우가 많다.

보행이나 자세의 특징을 파악해 생활 속에서의 낙상 리스크를 예측하자.

떨어지시겠어!

옆으로 넘어지는 패턴

자세 반사 장애로 자세 유지가 어려움에도 눈앞의 상황에 집중한다
↓
자신이 의자에서 떨어질 상황에 있음을 깨닫지 못한다

【파킨슨병에 걸린 사람이 주의해야 할 낙상 리스크】

앞으로 넘어지는 패턴

걸을 때 보행 동결 상태에서 몸만 앞으로 나아가게 되어(돌진 현상),
발이 걸리거나 앞으로 넘어지는 일이 늘어난다

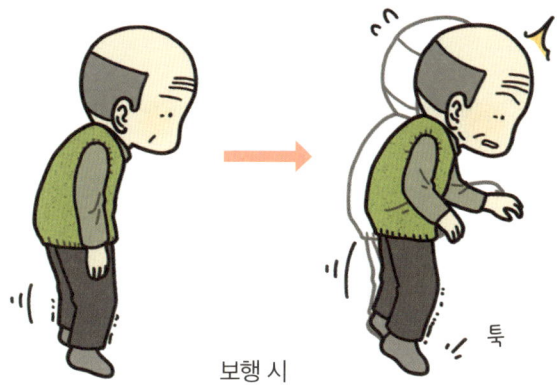

보행 시

툭

뒤로 넘어지는 패턴

일어서거나 선 자세에서 움직일(옷 갈아입기 등) 때는 무게중심이 후방으로 이동하기 쉽고,
또한 자세를 바로잡는 데 어려움을 겪기 때문에 뒤로 넘어지는 일이 늘어난다

일어서기

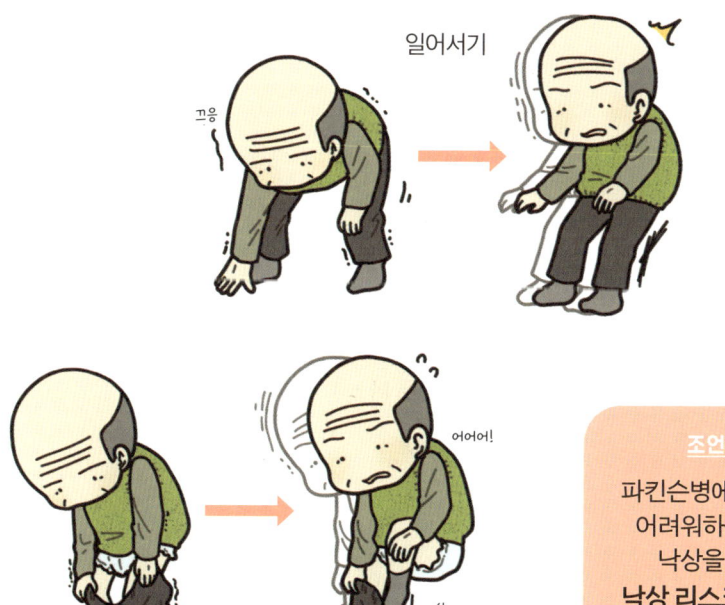

끄응

어어어!

삭

옷 갈아입기

조언 한마디

파킨슨병에 걸린 사람이
어려워하는 움직임과
낙상을 연결시켜
낙상 리스크를 피하자!

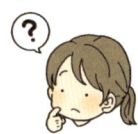

약물 요법을 사용할 때의 일상생활 대책은?

 **Point!**

- 복용 중에는 웨어링오프 현상, 온오프 현상, 운동이상증에 주의한다
- 약물 복용으로 움직이기가 힘들어질 때를 파악해서 생활 일정을 짠다

파킨슨병 치료제의 부작용

파킨슨병의 치료는 약물 요법과 재활 치료가 중심이다. 일반적으로 사용되는 치료제인 **레보도파**(도파민 전구물질)는 뇌 속에 도파민이 부족해서 일어나는 운동 장애를 개선하는데, **장기간 복용할 때 발생하는 세 가지 현상**에 주의해야 한다.

일상생활에 끼치는 영향과 대응책

병이 진행되면서 심각해지는 현상에 대해서는 '움직일 수 있을 때'와 '움직이기가 힘들 때'의 리듬을 파악해 생활 일정을 짜는 것이 중요하다.

【약물 요법을 사용할 때 주의할 세 가지】

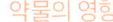 약물의 영향

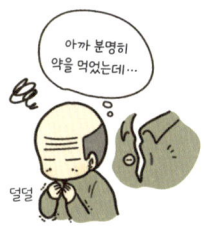

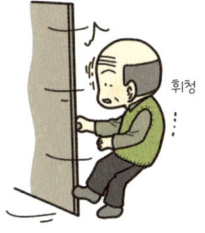

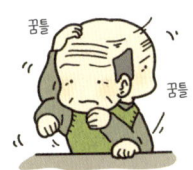

① 웨어링오프 현상
- 약의 장기 복용으로 약이 잘 듣지 않게 된다
- 다음에 약을 먹기 전까지 증상이 나타난다

② 온오프 현상
- 약을 올바르게 복용하고 있어도 증상이 강해졌다 약해졌다 한다
- 오프일 때 몸의 움직임이 나빠지고 삼키는 데 어려움을 겪는 경우가 있으니 주의한다

③ 운동이상증
- 몸이 멋대로 움직인다
- 꿈틀꿈틀하는 비자발적 운동

【약물 요법과 함께 생활하기 위한 방법】

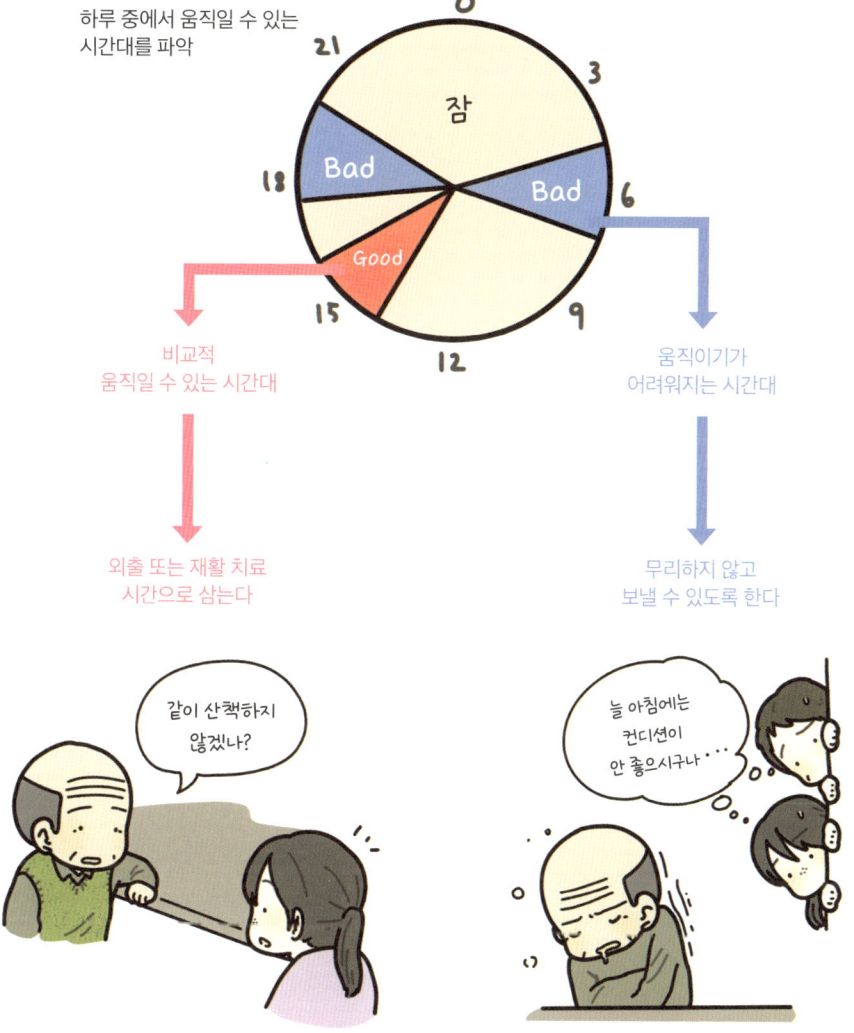

하루 중에서 움직일 수 있는
시간대를 파악

비교적
움직일 수 있는 시간대

외출 또는 재활 치료
시간으로 삼는다

움직이기가
어려워지는 시간대

무리하지 않고
보낼 수 있도록 한다

같이 산책하지
않겠나?

늘 아침에는
컨디션이
안 좋으시구나····

- 시간대에 따른 변화와 증상을 정기적으로 관찰해 약의 효능과
  함께 메모해 놓으면 복약 조정 등이 용이해진다.
- 움직이지 못할 때 필요한 보조나 준비(걷지 못한다 → 휠체어 준비,
  돌봄 서비스의 변경)를 세세하게 재검토해 나가는 것이 중요하다.

조언 한마디
약물 요법이 유발하는
세 가지 현상을 이해하고
**증상 변화에 맞춰
대응하자!**

[약물 치료의 흐름과 주의점]
약사에게 물어봤다!

파킨슨병에 대한 약물 치료의 흐름

파킨슨병은 진행성 질환으로 장기적인 치료가 필요하지만, 적절한 약물 치료를 받으면 일상생활을 원활히 할 수 있다. 증상의 진행에 맞춰 치료약의 양을 조정하고, 약의 효능이나 부작용에 따라 주치의와 상담하면서 본인에게 맞는 치료를 진행하는 것이 중요하다.

파킨슨병 초기에는 주로 레보도파 제제를 사용한다. 이 약은 뇌 속 도파민을 보충해 운동 증상을 억제하는 효과가 있다. 그러나 장기간 복용하면 지속 시간이 짧아지는 '웨어링오프' 현상이 나타나는데, 그럴 경우 약의 양을 늘리거나 다른 약을 검토하는 게 좋지만, 부작용도 있기 때문에 신중하게 대응한다.

■ 파킨슨병에 대한 약물 치료의 흐름

• 초기 파킨슨병: 대부분 레보도파 제제를 중심으로 치료를 개시

　→ 3~5년은 효과가 지속되는 경우가 많다

• 레보도파를 1일 3회 투여해도 시간 경과에 따른 효과 감소(웨어링오프)가 나타날 경우

　→ 1일 4~5회 투여 혹은 다른 약을 검토

■ 주된 치료제

도파민 보충제: 뇌의 도파민을 보충해 운동 증상을 억제한다

• 레보도파 제제

• 도파민 작용제(작용 시간이 비교적 길다·레보도파 제제의 절약 효과)

그 밖의 약(보조약, 비도파민계 치료제): 도파민의 흡수를 돕는다·효과를 돕는다

특히 주의해야 할 부작용

• 의식 장애, 비자발적 운동, 탈수, 변비, 오심, 구토, 돌발성 수면 등

Part 4

치매와 마음에
관하여

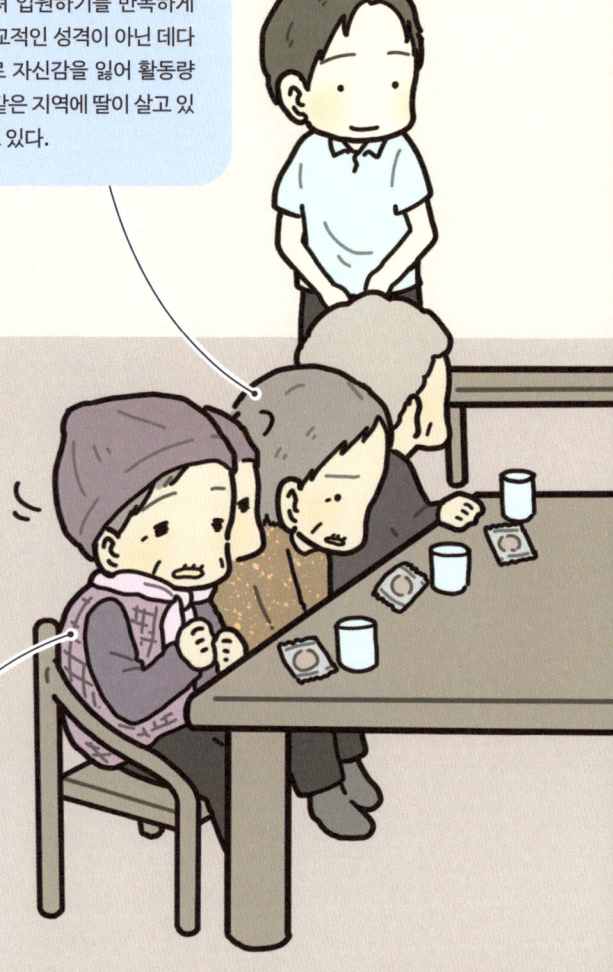

144쪽

김순자 할머니(80세)
장기요양 2등급
압박 골절, 대퇴골경부 골절(THA)

취미인 밭일을 하다 넘어져서 입원했다. 퇴원 후에도 체력이 돌아오지 않아 자택에서 다시 넘어져 입원하기를 반복하게 되었다. 본래 사교적인 성격이 아닌 데다가 거듭된 골절로 자신감을 잃어 활동량이 저하되었다. 같은 지역에 딸이 살고 있어서 생활을 돕고 있다.

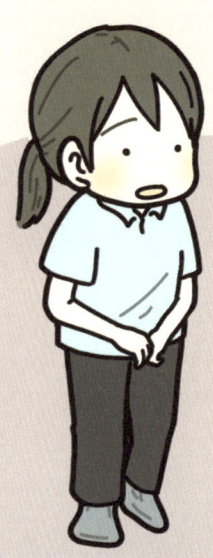

148쪽

이영희 할머니(84세)
장기요양 2등급
당뇨병, 양쪽의 변형성 무릎관절염으로 인공 관절(TKA) 수술을 받았음

오랜 기간 시골에서 홀로 생활했지만 큰아들 부부가 동거를 제안했다. 산책이 취미이고 사교적이어서 예전에는 이웃 사람들과의 교류를 즐겼지만, 익숙하지 않은 환경으로 이사한 뒤 친구도 지인도 없어진 탓인지 거의 외출하지 않게 되었다.

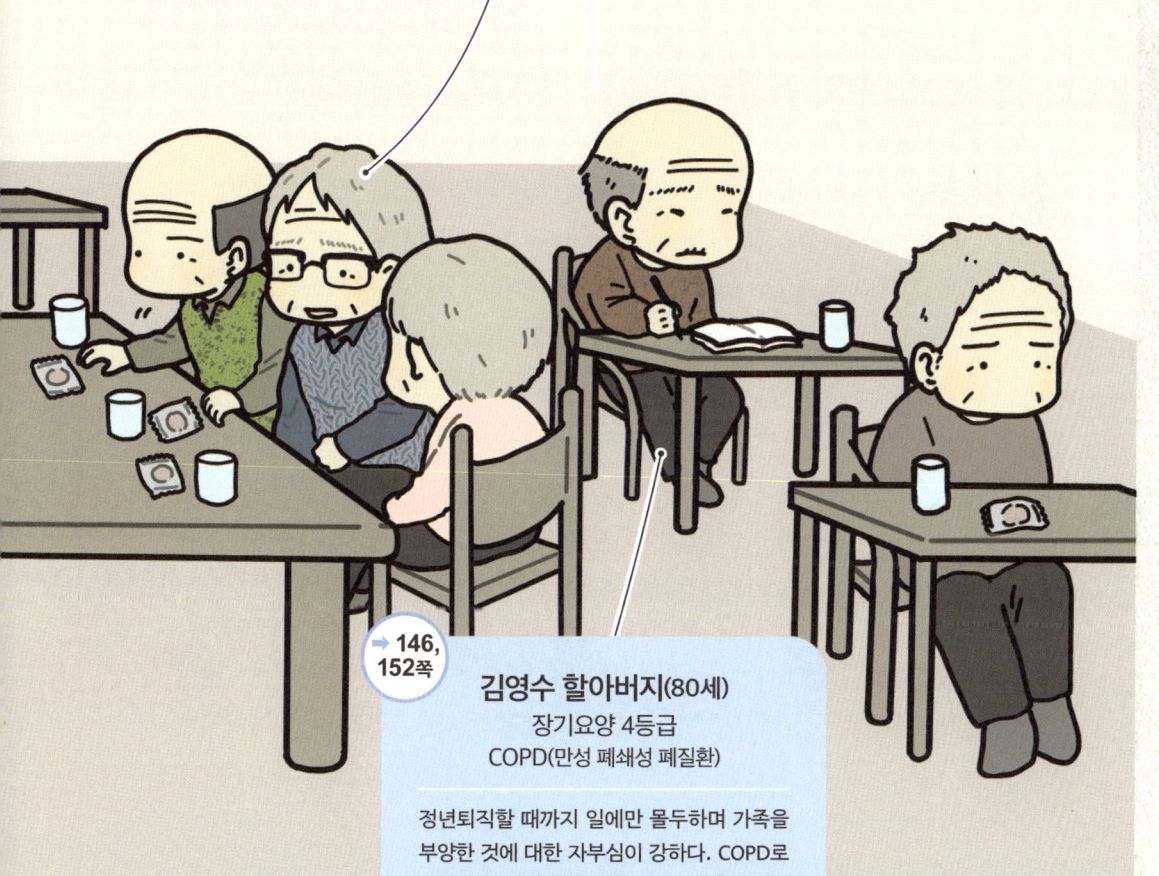

→ 150쪽

이철수 할아버지(78세)
장기요양 3등급
우측 시상 출혈

정년퇴직 전까지 고등학교에서 수학을 가르쳤다. 아내, 아들 부부, 고등학생 손자와 같이 살고 있으며, 가족 간의 관계는 좋다. 겨울에 자택에서 입욕 중 뇌출혈이 발병했다. 반신마비가 남아, 재활 치료를 겸해서 시설 이용을 시작했다.

흔히 볼 수 있는 고령자 시설의 일상 속 한 장면이다.
언뜻 평온한 하루를 보내고 있는 듯 보이지만, 저마다 다른 치매와 마음의 증상에 시달리고 있다.
만화를 통해 각각의 증상을 살펴보면서 치매에 관해 깊이 생각해 보자.

→ 146, 152쪽

김영수 할아버지(80세)
장기요양 4등급
COPD(만성 폐쇄성 폐질환)

정년퇴직할 때까지 일에만 몰두하며 가족을 부양한 것에 대한 자부심이 강하다. COPD로 금방 숨이 차기 때문에 혼자서는 외출이 어렵다. 운전면허를 반납한 뒤로는 거의 외출하지 않게 되었다. 그 결과 일상의 음주량과 흡연량이 증가해 버렸다.

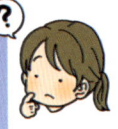

핵심 증상과 행동·심리 증상

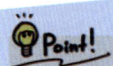

치매의 증상에는 **뇌의 활동 저하나 세포의 변성이 원인이 되어서 직접 발생하는 핵심 증상**과 **성격·심신의 상황 또는 환경 등의 요소가 가미된 결과 발생하는 행동·심리 증상**의 두 가지가 있다.

다섯 가지 핵심 증상

① 기억 장애

'사람의 이름을 기억하지 못한다', '약을 먹은 것을 잊어버린다', '손자·손녀의 생일을 잊어버린다' 등이 가장 대표적인 치매 증상이다.

② 지남력 장애

'오늘이 며칠인지 모른다', '계절에 맞는 옷을 입지 못한다', '집으로 가는 길을 몰라서 길을 잃는다'처럼 시간이나 계절, 장소에 대한 감각을 잃게 되는 증상이다.

③ 이해·판단력의 저하

'ATM이나 셀프 계산대의 조작에 애를 먹는다' 등 사물을 이해·판단하는 데 시간이 걸리거나 예상치 못한 상황이 발생했을 때 임기응변적인 대응·올바른 판단을 하지 못하게 되는 증상이다.

④ 실행력 장애

'식단을 생각하고 요리하지 못한다', '예산을 고려해서 물건을 사지 못한다' 등 계획이나 목표를 세우고 움직이는 데 어려움을 겪는 증상이다.

⑤ 기타(실어失語·실행失行·실인失認)

'신체 기능에 문제가 없는데 말이 잘 나오지 않는다', '오감이 발동하지 않아 사물을 이해하지 못한다' 등 몸에 문제가 없는데 말이나 동작, 인지에 문제가 생기는 증상이다.

주된 행동·심리 증상

치매에 걸리면 '건망증' 같은 기억 장애 외에도 쉽게 화를 내고 망상이나 배회를 하는 등 **행동·심리 측면의 장애 증상**(BPSD: Behavioral and Psychological Symptoms of Dementia)이 나타난다.

- 의욕 저하
- 억울감
- 불안
- 망상
- 환각
- 배회
- 폭언
- 폭력
- 이식증

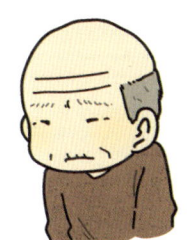
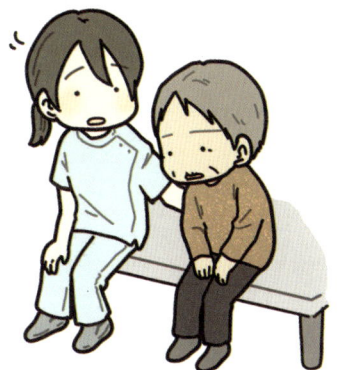

불안이나 초조, 고독감을
느끼는 일이 많다

흔한 행동·심리 증상

- **도둑망상·피해망상**

특히 지갑이나 통장이 보이지 않을 때 '누군가가 훔쳐 갔다'고 믿는 도둑망상 혹은 피해망상 같은 심리적 측면의 증상이 많이 나타난다.

- **집으로 돌아가는 길을 알지 못하게 된다**

집으로 돌아가는 길을 알지 못한다, 이미 세상을 떠난 사람을 찾는다, 배회한다, 감정 조절을 하지 못하고 금방 화를 낸다 같은 행동과 관련된 증상이다.

행동·심리 증상은 지금 소개한 증상 외에도 개인의 환경이나 성격 등에 기인해서 나타나기 때문에 사람에 따라 증상이 다양하다. 행동·심리 증상이 심각해질수록 일상생활의 보조가 필요해진다.

> **조언 한마디**
> **치매의 증상을 이해하고 고령자 본인에게 공감하며 대응할 필요가 있다.**

【쉽게 우울해지는 김순자 할머니】

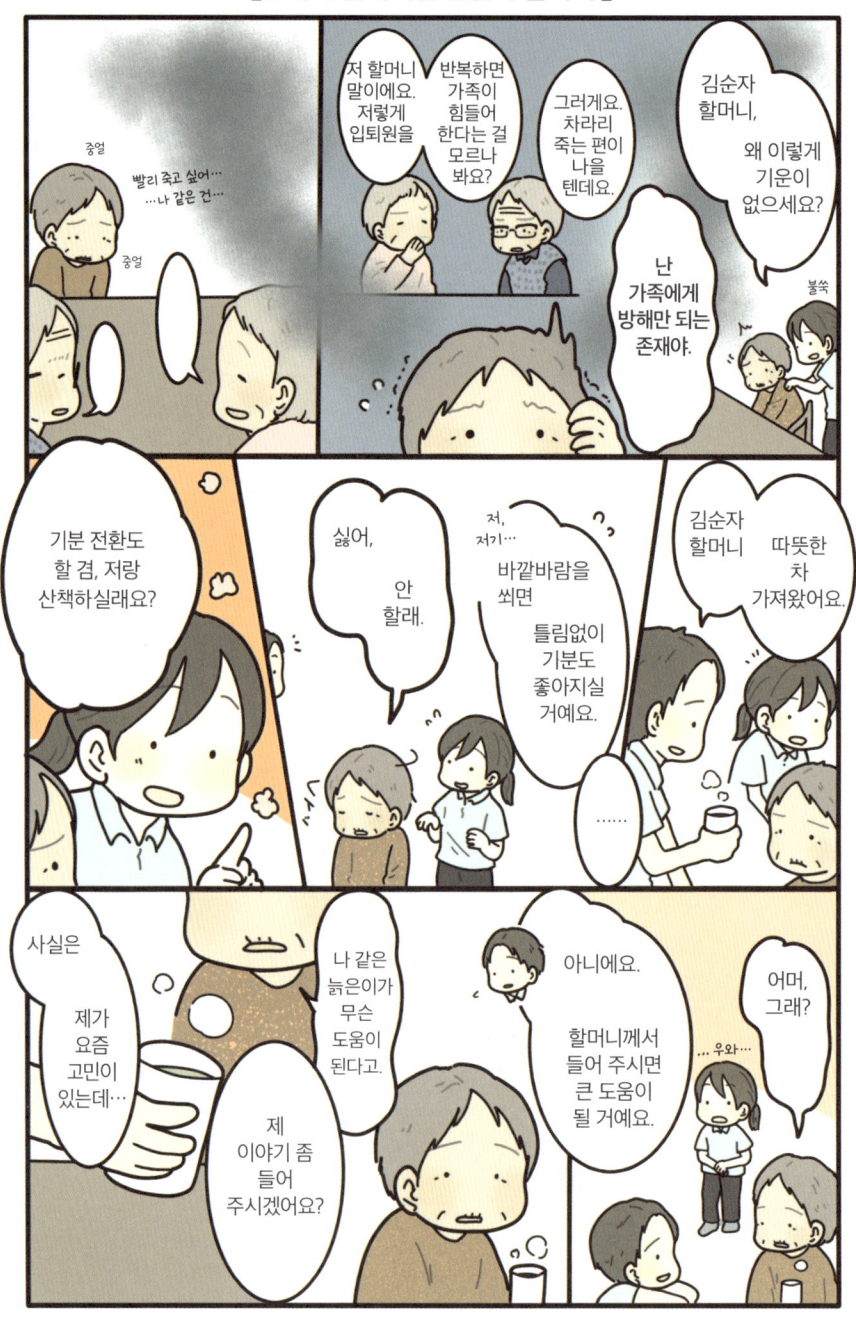

'치매'인지 '노년기 우울증'인지,
증상을 살펴보고 판단하자

김순자 할머니의 상황

입원과 퇴원을 반복하면서 체력과 기력이 저하되어 외출도 잘 하지 않게 된 김순자 할머니는 점차 불안 언동, 피해망상, 환각·환청 같은 증상이 나타나게 되었다.

김순자 할머니에게 무슨 일이 일어나고 있는가?

침울해하는 모습이나 만사를 비관적으로 생각하는 모습을 보면 노년기 우울증이 떠오른다. 그러나 이는 치매의 행동·심리 증상이기도 해서 판단하기가 매우 어렵다. 실제로는 양쪽이 복합적으로 작용한 경우가 많다.

김순자 할머니의 경우, 피해망상이 보이는 까닭에 '치매의 억울 증상'이 의심된다.

'노년기 우울증'과 '치매의 억울 증상'은 구별하기 어렵지만, 근친자나 배우자와의 사별로 받은 강한 스트레스나 슬픔 등의 상실 경험이 계기가 되어 급격히 침울해졌다면 우울증으로 생각할 수 있다. 또한 하루 사이에 증상이 바뀌는 경우도 있다.

대응·대처법

이런 경우, 만화 속의 신입 스태프처럼 '기분 전환'을 제안하는 경우가 많다. 그러나 의욕이 저하된 김순자 할머니에게는 오히려 스트레스로 다가온다.

반면에 선배 스태프는 무엇인가를 강요하는 대신 "제 이야기를 들어 주시겠어요?"라고 부탁함으로써 자연스럽게 김순자 할머니가 마음 편히 있을 수 있는 분위기를 만들었다.

현장에서 대응할 때의 포인트는 스트레스나 부담을 최대한 없애 **본인이 안심하고 지낼 수 있는 편안한 공간을 만드는 것이다.**

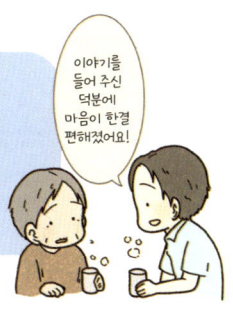

조언 한마디

본인이 안심하고 지낼 수 있는 공간을 제공하자!

이야기를 들어 주신 덕분에 마음이 한결 편해졌어요!

【화가 많은 김영수 할아버지】

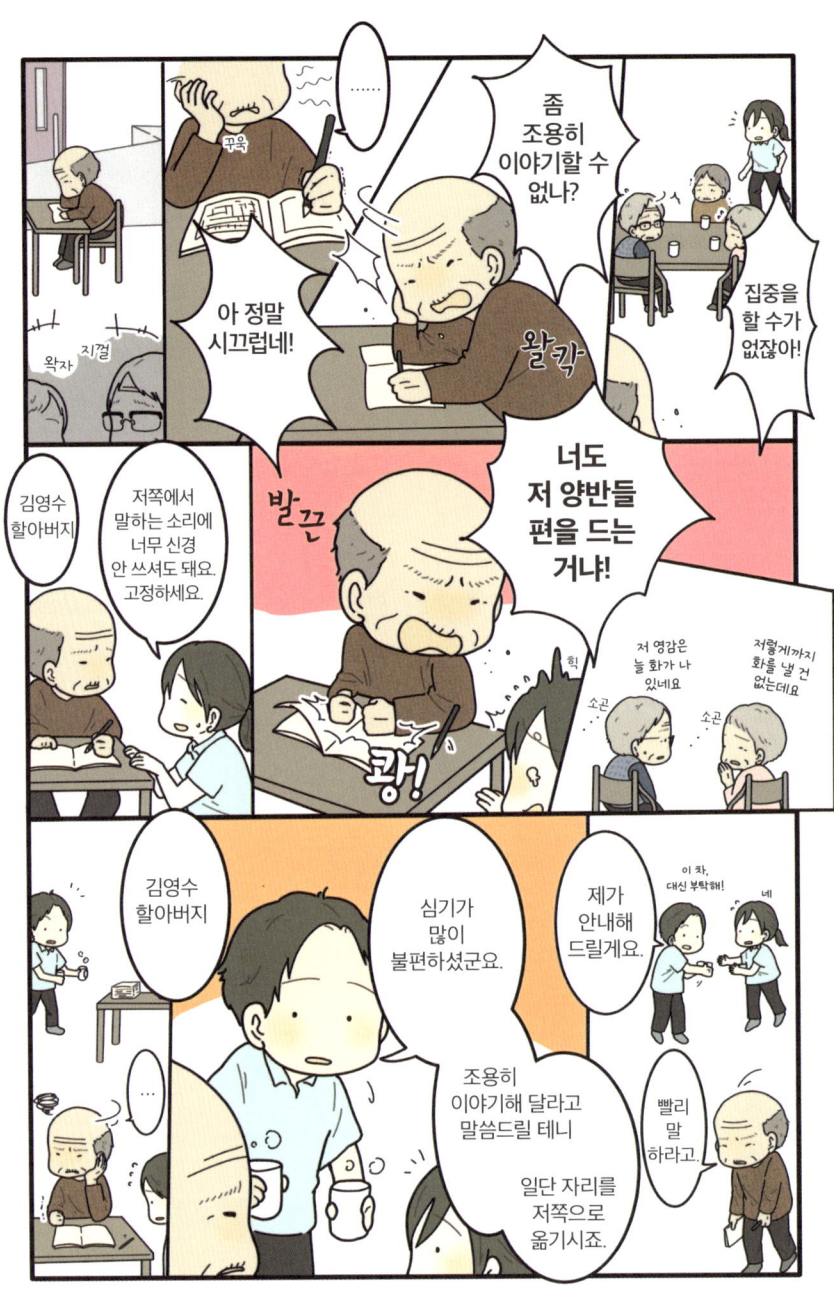

화를 낸 배경에는
어떤 증상이 숨어 있을까?

김영수 할아버지의 상황

운전면허를 반납하는 바람에 외출할 기회가 줄어들자 집에서 담배와 술에 빠져 살게 된 김영수 할아버지. COPD(40쪽 참조)에 걸린 적이 있어서 이를 걱정한 가족이 담배를 끊도록 권유했지만, 시끄럽다며 들은 체도 하지 않았다. 서서히 사소한 일에도 짜증을 내게 되었고, 이 때문에 시설에서도 고립되고 말았다.

김영수 할아버지에게
무슨 일이 일어나고 있는가?

주위 목소리에 민감하게 반응하고 신입 스태프가 달래자 흥분하는 등, 분노 감정을 잘 조절하지 못함을 알 수 있다.

이것을 치매 증상과 연결 지어 보면,
• 주위에 대한 배려나 단체 행동에 대한 이해가 없다.
  → 핵심 증상인 이해·판단력의 저하
• 감정을 조절하지 못하고 금방 화를 낸다.
  → 행동·심리 증상의 폭언·감정 조절 능력 저하

의 두 가지와 관련이 있다고 생각할 수 있다.

대응·대처법

여기에서 주의할 점은, **작은 일에도 화를 내는 것이 '김영수 할아버지의 성격' 문제가 아니라 '치매 증상'임을 이해**하는 것이다. 뇌의 기능 장애(편도체나 전두엽 등)가 원인이므로 단순히 진정시키려 하지 말고 증상에 대한 적절한 대처법을 궁리하자.

치매에 걸리면 인격이 180도 달라지는 경우가 종종 있다. 화를 내는 사람에 대한 대처는 매우 어려운 일이지만, 조절하지 못하는 감정을 어떻게든 달래려 애쓰기보다 **시간을 두고 분노가 가라앉기를 기다리는 것이 효과적**인 경우도 있다.

선배 스태프처럼 혼자서 조용히 있을 수 있는 장소를 제공하고, 가급적 본인이 차분하게 지낼 수 있는 환경을 만드는 것도 중요하다.

> **조언 한마디**
> 분노의 감정을 부정하거나
> 원인을 추궁하는 행동은 삼가고
> **공감하고 이해하며**
> **대응하자!**

【자신이 무엇을 하려고 했는지 잊어버리는 이영희 할머니】

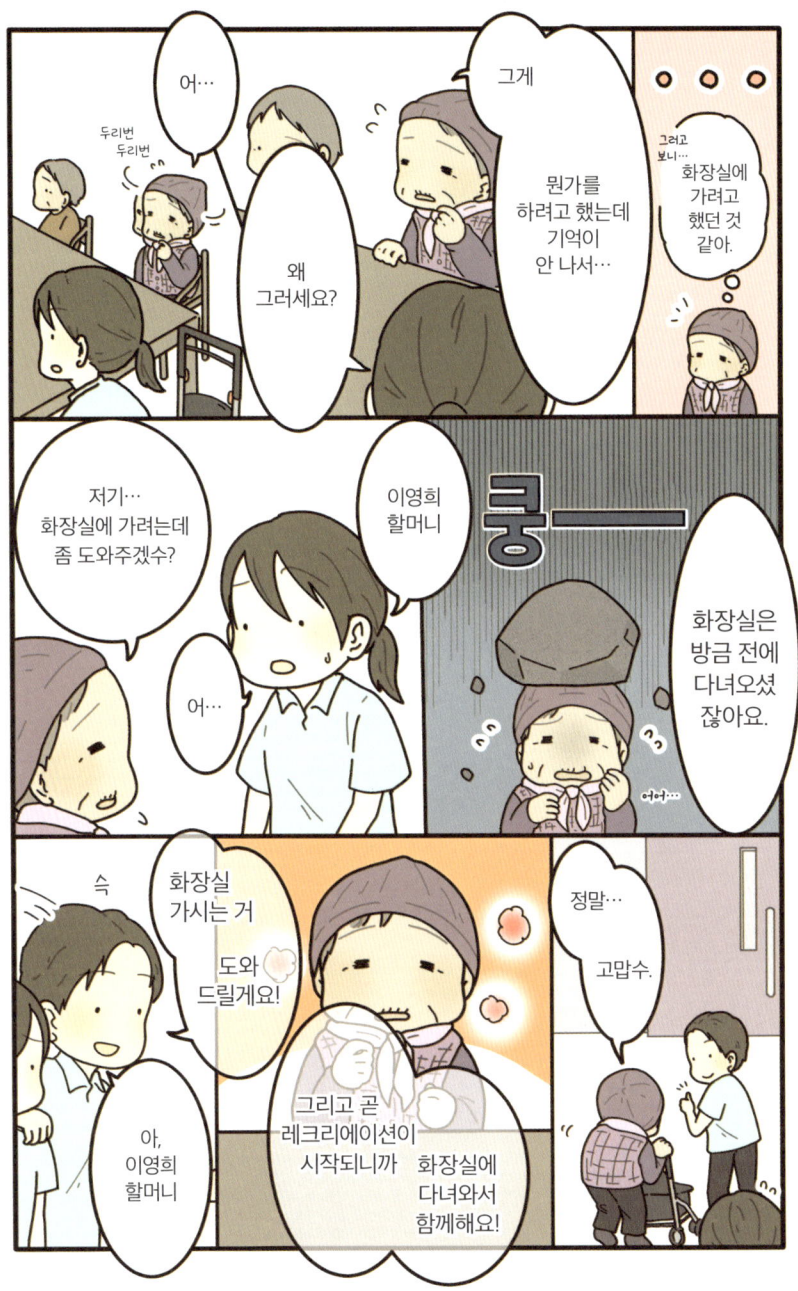

무심코 '사실 확인'을 하지 않도록 주의하자!
'어떻게 해야 안심할 수 있을까?'를 생각하자

이영희 할머니의 상황

오랫동안 시골에서 혼자 살았던 이영희 할머니는 건강이 좋지 않다는 이유로 큰아들 부부와 도시에서 함께 살기 시작했다. 그러나 새로운 환경에 적응하지 못해 거의 두문불출하게 되었고, 식사를 하거나 화장실에 갔던 것을 잘 기억하지 못하게 되었다. 그리고 점차 무슨 이야기를 듣든 "모르겠어"라며 혼란스러워하게 되었다.

이영희 할머니에게
무슨 일이 일어나고 있는가?

불안한 표정으로 주위를 두리번거리는 이영희 할머니. 스태프가 말을 걸어도 "모르겠어"라며 혼란스러워한다.

주간보호시설에 오는 목적이나 하루의 일과를 전혀 기억하지 못한다는 점, 화장실에 간 것을 잊어버린 모습에서 치매의 핵심 증상인 기억 장애를 앓고 있음을 예측할 수 있다.

치매의 핵심 증상은 특히 주거 환경이나 사회생활 변화에 따른 스트레스의 영향을 크게 받는다.

대응·대처법

신입 스태프가 "화장실은 방금 다녀오셨어요"라고 사실을 전한 결과, 이영희 할머니의 불안감은 더욱 커졌다.

치매의 증상으로서 나타나는 기억 장애의 경우, **사실 확인이 오히려 본인의 불안감이나 자신감 상실로 이어질 수 있으므로** 주의가 필요하다. 이런 경우는 먼저 고령자 본인에게 공감하면서 어떻게 말해야 더 안심할지를 우선적으로 생각하자.

선배 스태프처럼 할머니의 말에 동조하면서 "화장실에 다녀오신 뒤에는 함께 레크리에이션을 해요"라고 **구체적인 행동을 관련지어서 전하면 상황을 이해하고 안심하게 된다.**

> **조언 한마디**
> 환경이나 교우 관계를
> 본래의 생활 리듬에
> 가깝도록 재검토하는 것이
> 효과적이다.

【무작정 집에 가고 싶어 하는 이철수 할아버지】

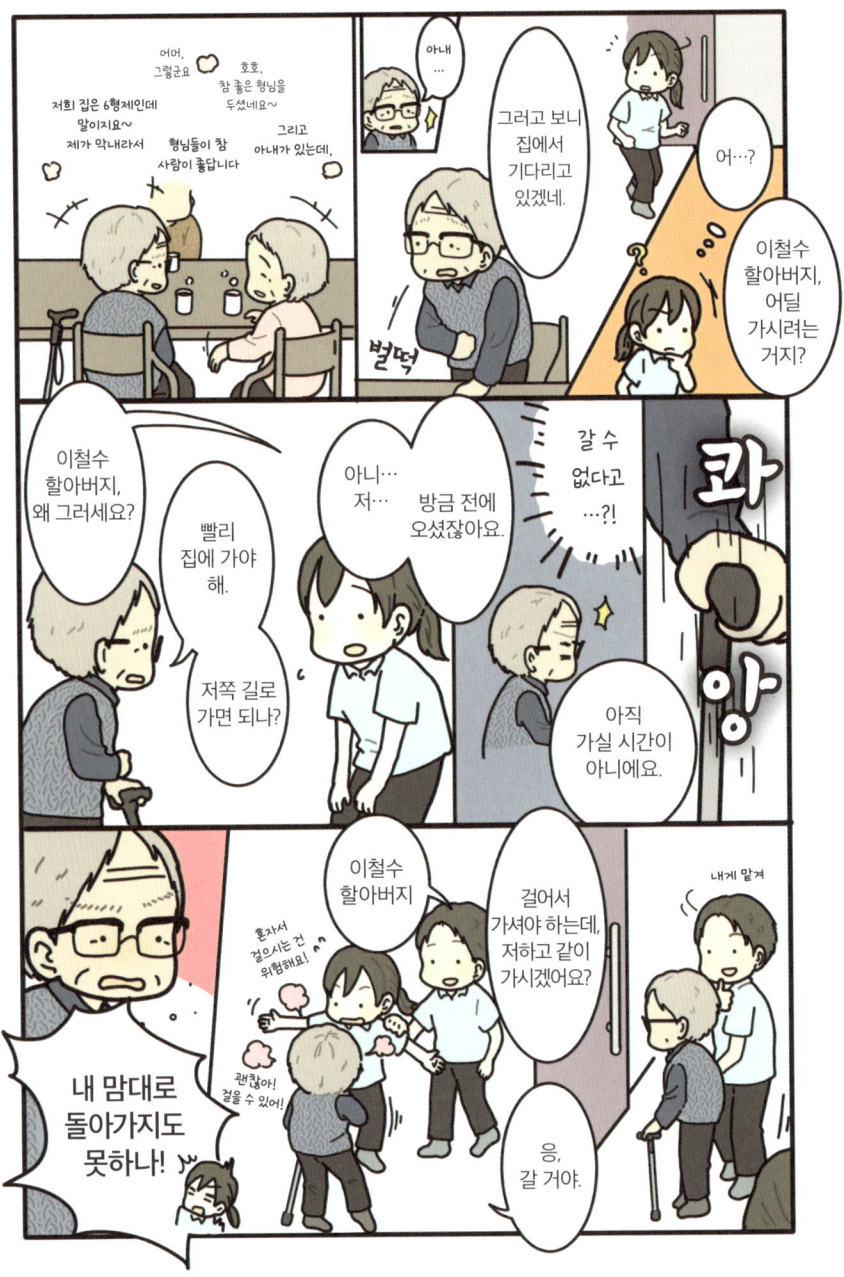

'이철수 할아버지는 왜 갑자기 집에 가고 싶어졌는가?'를 생각하자

150

이철수 할아버지의 상황

성격이 온화하고 애처가인 이철수 할아버지는 수년 전에 발병한 뇌졸중의 후유증으로 외출이 어려워짐에 따라 주간보호시설을 이용하게 되었다. 그러나 아내와 떨어져서 지내는 시간이 생기자 마음이 불안해져 귀가를 호소하거나 시설 내를 배회하는 일이 늘어났다.

이철수 할아버지에게 무슨 일이 일어나고 있는가?

어떤 계기로 집에 가고 싶어 하는 마음이 강해지면서 배회로 이어지는 것은 현장에서 자주 보게 되는 모습이다.

이것을 '치매 증상'과 연결시켜 보면,

· 주간보호시설에 온 것을 잊어버렸다, 집으로 가는 길을 모른다.
  → **기억·지남력 장애**
· 혼자서 걷는 것은 위험하다, 아직 돌아갈 시간이 아니라는 것을 잘 이해하지 못한다.
  → **이해력의 저하**

와 같은 치매의 핵심 증상과 함께 불안이나 배회, 공격성 같은 행동·심리 증상이 보인다.

'그저 아내가 기다리고 있는 집에 가고 싶을 뿐'이라고 생각할 수도 있지만, 그 배후에는 **익숙하지 않은 환경에 대한 불편함이나 자신이 있을 곳이 없다는 불안감**이 집에 가고 싶다는 심리로 이어진 측면이 숨어 있다.

대응·대처법

이때 가장 피해야 할 것은 **돌보미의 '부정 반응'과 '행동 제한'**이다. 신입 스태프가 "아직 돌아가실 시간이 아니에요"라고 말한 순간, 이철수 할아버지의 불안감은 흥분과 분노로 바뀌어 버렸다. 반면에 선배 스태프는 이철수 할아버지에게 공감하고 '집까지 걸어가자'라고 대응했다. 공감해 주는 상대가 있으면 불안감이 서서히 완화되고 마음이 차분해지는 경우가 많다.

또한 실제로 걸어서 집에 가 보면 집까지 상당히 멀리 떨어져 있다는 것도 이해할 수 있다.

> **조언 한마디**
> 중요한 것은
> '왜 돌아가고 싶어졌는가?'
> **그 원인과 심리를**
> **이해하고 대응하자!**

【주간보호시설에 가기 싫어하는 김영수 할아버지】

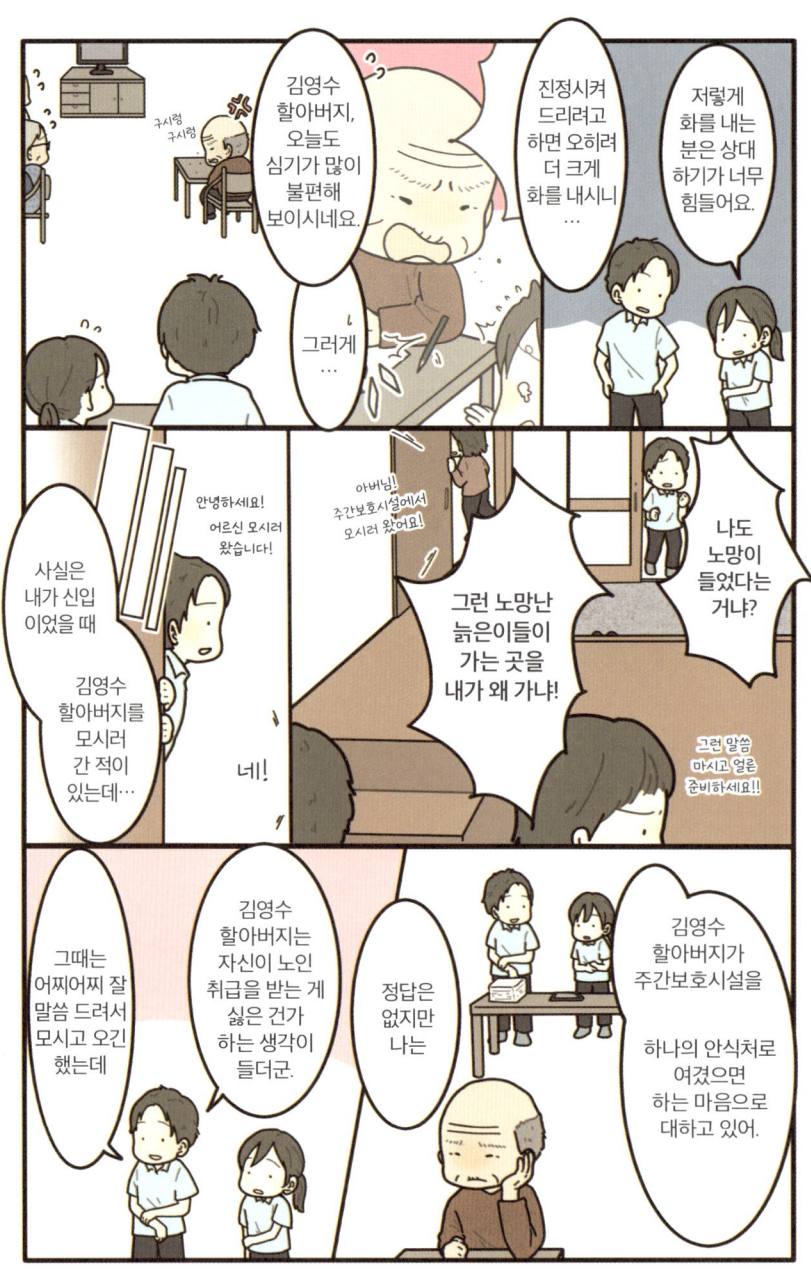

'가기 싫어하는' 배경을 찾아낸 다음
'가고 싶어지도록 만들' 방법을 모색하자

김영수 할아버지의 상황

정년퇴직하기 전까지 수많은 부하를 통솔하며 일에 몰두했던 김영수 할아버지는 이에 대한 자부심이 강한 까닭에 돌봄 시설 등 고령자가 모이는 곳에 대한 저항감이 있었고, 이 때문에 시설에 다니기를 거부해 가족들과 갈등을 빚는 일도 늘어났다.

김영수 할아버지에게 무슨 일이 일어나고 있는가?

신입 스태프가 늘 신경이 날카로워 당장이라도 화를 낼 것만 같은 김영수 할아버지에 대한 난감함을 토로하는 장면이다. 만화에서 보여준 김영수 할아버지의 언동을 치매의 증상과 관련지어서 분석해 보자.

"그런 노망난 늙은이들이 가는 곳을 내가 왜 가냐!"라는 발언에서 '자신의 현재 상황을 이해하지 못하고 있다', '돌봄의 필요성을 이해하지 못하고 있다'라는 이해력 서하 증상을 엿볼 수 있나. 또한 자신이 늙고 있는 것에 대한 불안감도 겹쳐, 흥분이 분노로 이어졌다.

대응·대처법

그 자리의 대응도 중요하지만, 여기에서는 조금 더 시야를 넓혀서 생각해 보자.

치매 유무와 상관없이, 호불호는 누구에게나 있다. 성격상 싫어하는 단체 행동을 강요받거나 시설의 환경이 자신에게 맞지 않아서 '가고 싶지 않은 기분'이 되었을지도 모르는 일이다.

이럴 경우, **억지로 계속 권하지 말고 환경을 재검토하는 것**이 효과적이다. 사람이 적고 자신이 원하는 것을 할 수 있는 시설이나 장기요양등급이 낮은 사람이 많아서 친구를 만들 수 있을 것 같은 시설에 대한 희망 사항을 케어 매니저에게 말해 보면 적합한 시설을 소개해 줄 것이다.

즐거움을 느끼거나 안식처로 생각할 수 있는 포인트를 한 가지라도 찾아내면 상황이 완전히 달라지기도 한다.

> **조언 한마디**
> 치매 증상의 배경에 있는
> '본인의 본심'에
> 공감하는 의식을 갖자!

'건망증'과 '치매'는
어떤 차이가 있을까?

'건망증'과 '기억'의 메커니즘

- 밥을 먹은 사실은 기억하고 있지만 무엇을 먹었는지는 잊어버린다
- 힌트가 있으면 떠올리지만, 금방 말이 나오지 않는다
- 약속 시간이나 장소를 착각한다

이른바 노화로 인한 '건망증'과 '치매'의 차이는 대체 무엇일까? 이 차이는 기억의 구조를 살펴보면 명확히 알 수 있다.

우리의 뇌에는 기억에 관여하는 '해마'라는 부분이 있다. 보통은 눈이나 귀를 통해서 들어오는 정보 가운데 관심이 있는 것을 '해마'가 포착해 일단 '기억'으로서 뇌에 수납한다. 그리고 필요할 때 여기에서 정보를 꺼냄으로써 기억을 '떠올릴' 수 있다.

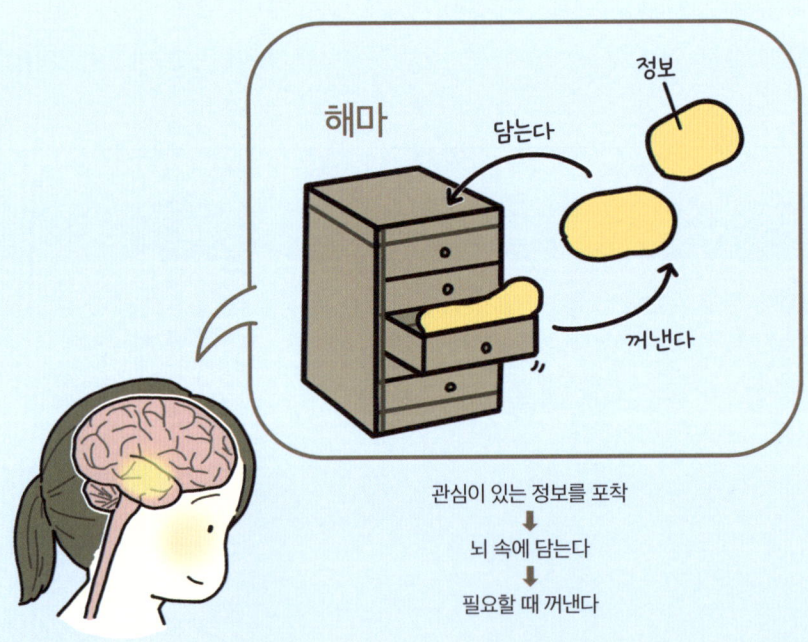

관심이 있는 정보를 포착
↓
뇌 속에 담는다
↓
필요할 때 꺼낸다

'건망증'은 나이가 들면서 '해마'의 활동이 약해질 때 생겨난다. 그래서 정보를 포착하는 양이 줄어들고, 일단 뇌 속에 수납한 기억을 꺼내는 데 시간이 걸리는 것이다.

'치매'와 '기억'의 메커니즘

그에 비해 '치매'는 '해마'가 파괴되어 활동하지 않게 되면서 일어나는 기억 장애다. 정보를 포착하거나 뇌 속에 '기억'으로서 수납해 두지 못하게 되는 것이다.

애초에 '기억'하지 못하기 때문에 당연히 '떠올릴' 수도 없다. '했다는 사실 자체를 잊어버린다', '힌트가 있어도 떠올리지 못한다' 같은 증상이 나타나는 것은 바로 이 때문이다.

이처럼 뇌의 메커니즘에 근거해서 생각하면 '건망증'과 '치매'의 차이를 이해할 수 있다.

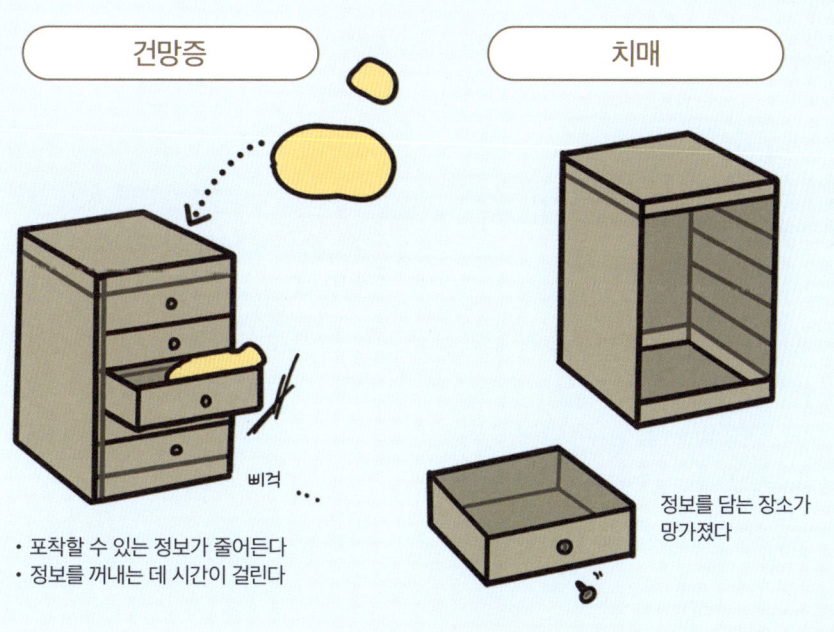

건망증

• 포착할 수 있는 정보가 줄어든다
• 정보를 꺼내는 데 시간이 걸린다

삐걱 …

치매

정보를 담는 장소가 망가졌다

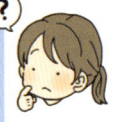

'고집스럽고 신경질적인 고령자'와의 커뮤니케이션의 벽을 뛰어넘으려면?

> • 고령자는 심신 쇠약이나 친한 사람과의 이별로 인해 상실감과 고독감이 커진다
> • 이런저런 사정에 따른 시설 입소로 자유를 빼앗기면서 받는 스트레스도 이해한다

고령자의 심정을 이해한다

뇌의 노화에 따라 고집스럽고 신경질적인 모습이 두드러지기 때문에 고령자와 커뮤니케이션할 때 벽을 느끼는 경우가 있다. 커뮤니케이션이 원활하지 않으면 서로가 스트레스를 느끼게 된다.

해결 포인트는 고령자의 심정을 이해하는 것이다. 경험이나 새로운 만남이 늘어 가면서 지식이 점점 향상되는 젊은 세대와 오래 살아온 고령자의 심정은 크게 다르다.

고령자가 되면서 **심신 쇠약이나 가까운 사람의 죽음, 정년퇴직 등 상실에 따른 고독감 증가**가 영향을 끼친다. 여기에 입원이나 시설 입소 등 알 수 없는 미래에 대한 불안감과 스트레스도 더해진다.

열쇠는 커뮤니케이션

그런 배경을 이해하고 내가 같은 처지였다면 어떻게 느꼈을지 생각해 본다면 조금 더 깊은 대응이 가능해지지 않을까? 여기에서는 일부 요인만을 소개했지만, 그 밖에도 사람에 따라 다양한 고뇌와 어려움이 있을 수 있다.

고령자의 부정적인 심정을 조금이라도 구원하는 열쇠는 돌봄 담당자와의 커뮤니케이션이다. 자주 말을 걸고 작은 변화를 발견하는 시선을 갖기만 해도 받아들이는 쪽은 다른 인상을 받는다. 한 사람 한 사람을 이해하며 다가서는 대응은 신뢰 관계로 이어진다.

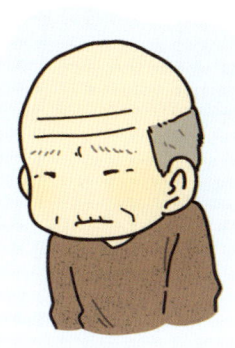

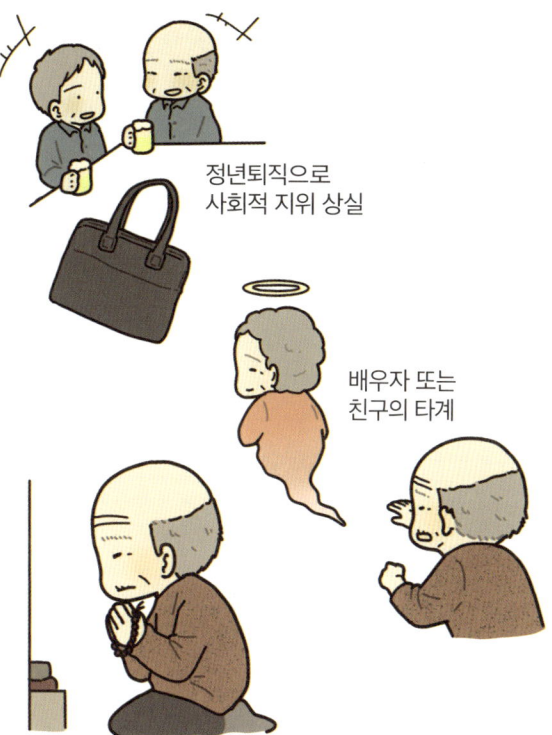

정년퇴직으로
사회적 지위 상실

배우자 또는
친구의 타계

죽음에 대한 공포

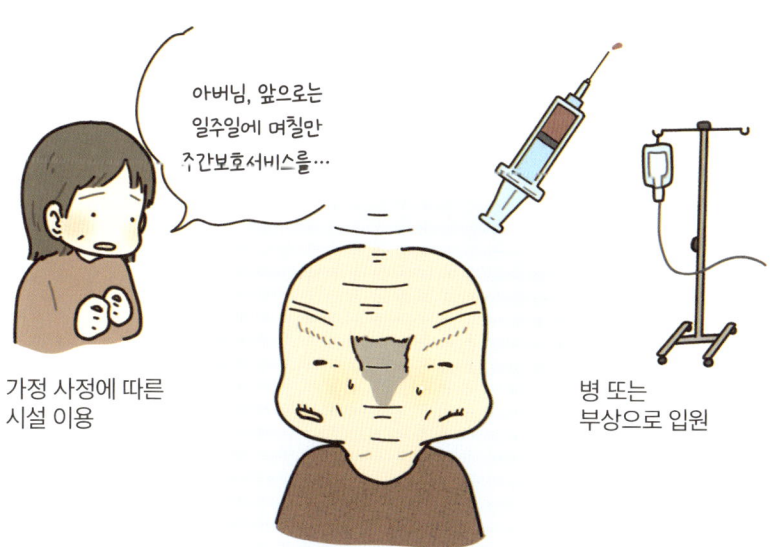

아버님, 앞으로는
일주일에 며칠만
주간보호서비스를…

가정 사정에 따른
시설 이용

병 또는
부상으로 입원

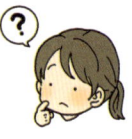

입원·입소 중의 우울 증상을 방지하려면?

- 우울 증상은 고령자에게서 많이 나타나며, 독거생활을 하는 사람일수록 확률이 높다
- 타인과의 관계를 통해 알 수 있는 것을 놓치지 않는 것이 중요하다

변화에 동반되는 우울 증상에 주의하자

'왠지 기운이 없어 보인다', '표정이 어둡다' 같은 위화감을 느꼈다면 주의가 필요하다.

입원·입소 중에 우울 증상에 빠지는 고령자가 많다. 이 경우 치료나 돌봄이 어려워질 뿐만 아니라 이후 인생에도 큰 영향을 끼친다.

정신적인 불안감이 커지는 것은 나이가 들면서 나타나는 증상 중 하나인데, 여기에 병에 걸릴지 모른다는 불안감이나 자유가 없는 폐쇄 공간, 타인과의 교류 감소 같은 요소가 더해지면 우울 증상으로 이어지기 쉽다.

특히 **독거생활**을 하던 사람일수록 우울 증상이 나타날 확률이 높다는 연구 결과도 있다.

우울 증상에 대해서 주의할 점

치료나 신체적인 돌봄은 물론, 그 밑바탕에 있는 기분이나 의욕이 무엇보다 중요하다.

우울 증상에 대한 평가 척도 이외에도 일상생활 속의 변화에 주의해야 한다. **말을 걸었을 때의 반응, 식욕, 치료나 재활 훈련에 대한 의욕, 쉽게 피곤함을 느낌, 부정적인 발언** 등이 그 예로, 돌봄을 맡은 스태프는 그런 작은 변화를 깨달을 수 있다.

그 밖에도 본인뿐만 아니라 면회 온 가족 또는 지인에게 평소와 다른 점이 없었는지 물어보거나 주위 사람들이 어떻게 느꼈는지 확인하는 것도 중요한 실마리가 된다.

치료나 재활 훈련에 대한 의욕

반응

안색

김순자 할머니,
오후에는
재활 훈련을
할 거예요.

식사량

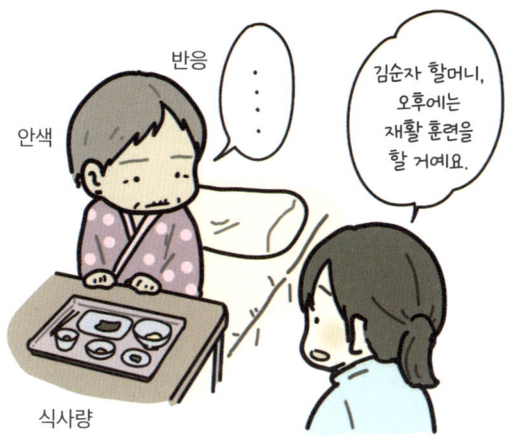

조언 한마디

평소의 언행과 움직임을
유심히 관찰하며
사소한 변화도 놓치지
않도록 주의하자!

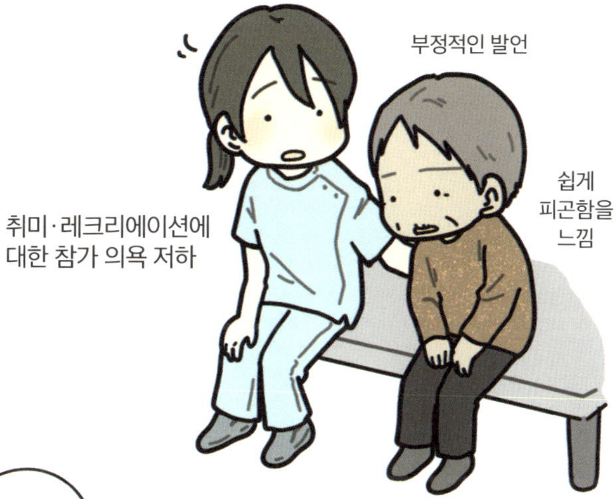

부정적인 발언

쉽게
피곤함을
느낌

취미·레크리에이션에
대한 참가 의욕 저하

가족이 면회를 왔을 때의 반응

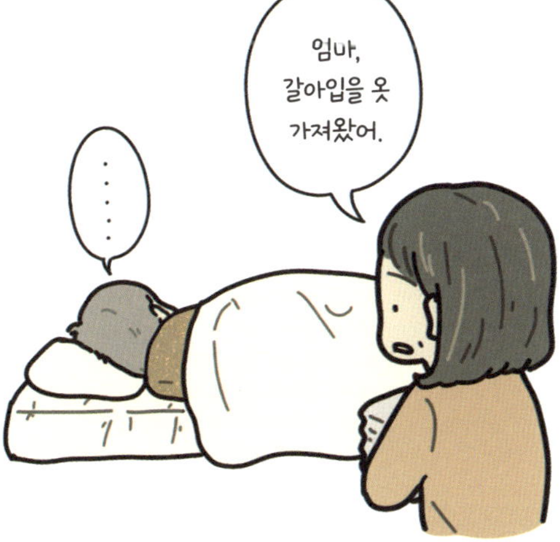

엄마,
갈아입을 옷
가져왔어.

여기에서 차이가 나타난다!
내복약의 영향으로 생기는 증상과 주의점

현기증이나 후들거림, 변비나 식욕 부진 등은 노화와 함께 나타나는 증상이다. '갑자기 증상이 나타났다', '복용하는 약을 바꾼 뒤로 몸 상태가 이상하다' 같은 느낌을 받았을 때는 복용한 약이 약물 기인성 노년 증후군을 일으켰을 가능성이 있다.

■ 약물 기인성 노년 증후군의 증상

후들거림·넘어짐
강압제, 수면제, 항불안제, 파킨슨병 치료제 등

기억 장애
강압제, 수면제, 항불안제, 항우울제, 간질 치료제, 파킨슨병 치료제 등

섬망
파킨슨병 치료제, 수면제, 항불안제, 항우울제, 강압제, 항부정맥제, 기관지 확장제 등

우울증
중추성 강압제, 베타 차단제, 항히스타민제, 항정신병제, 항갑상선제 등

식욕 저하
비스테로이드성 항염증제, 아스피린, 완하제, 항불안제, 항정신병제, 파킨슨병 치료제 등

변비
수면제, 항불안제, 항우울제, 항히스타민제, 파킨슨병 치료제 등

설사
항생제, 위장약(양성자 펌프 억제제), 비스테로이드성 항염증제

배뇨 장애·요실금
항우울제, 과민성 방광 치료제, 수면제, 항불안제, 항정신병제, 이뇨제 등

유심히 살펴보면 많은 고령자가 복용하고 있는 약이 많다는 것을 알 수 있다.

약물과 증상의 관련성을 머릿속에 넣어 두고 의사나 약사와 상담하는 것도 중요하다. 또한 약을 복용하고 있는 고령자는 약의 부작용 외에도 약물 기인성 노년 증후군에 주의하자.

Part 5

고령자와의
생활에 관하여
(돌봄 서비스나 다직종 연계)

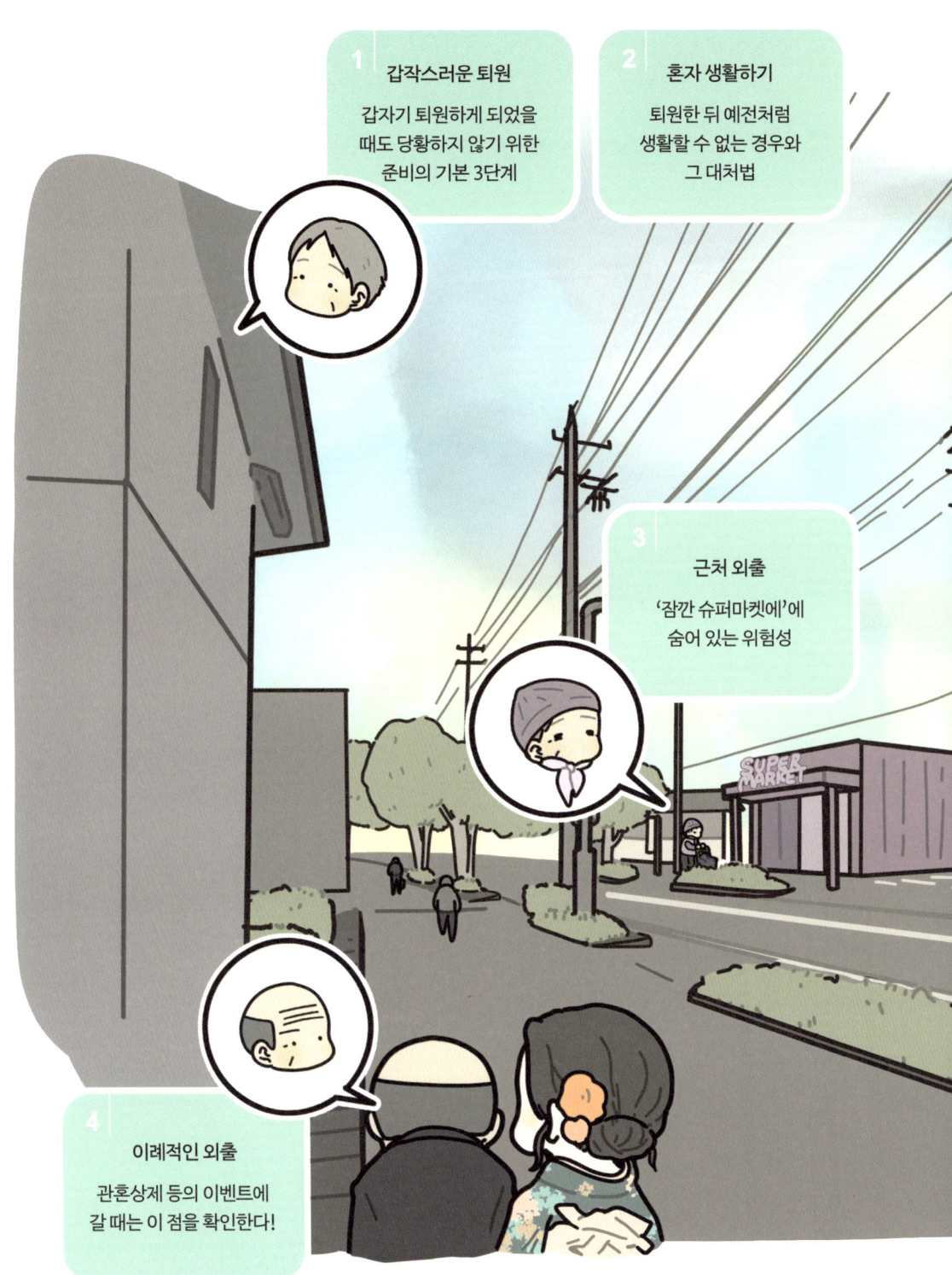

고령자의 일상생활 속에는 주의해야 할 포인트가 참 많다. Part 5에서는 고령자와 함께 생활하는 사람이 알아 두면 도움이 될 정보를 일곱 항목으로 나눠서 소개한다. 오늘부터 활용할 수 있는 지식을 함께 익혀 보자!

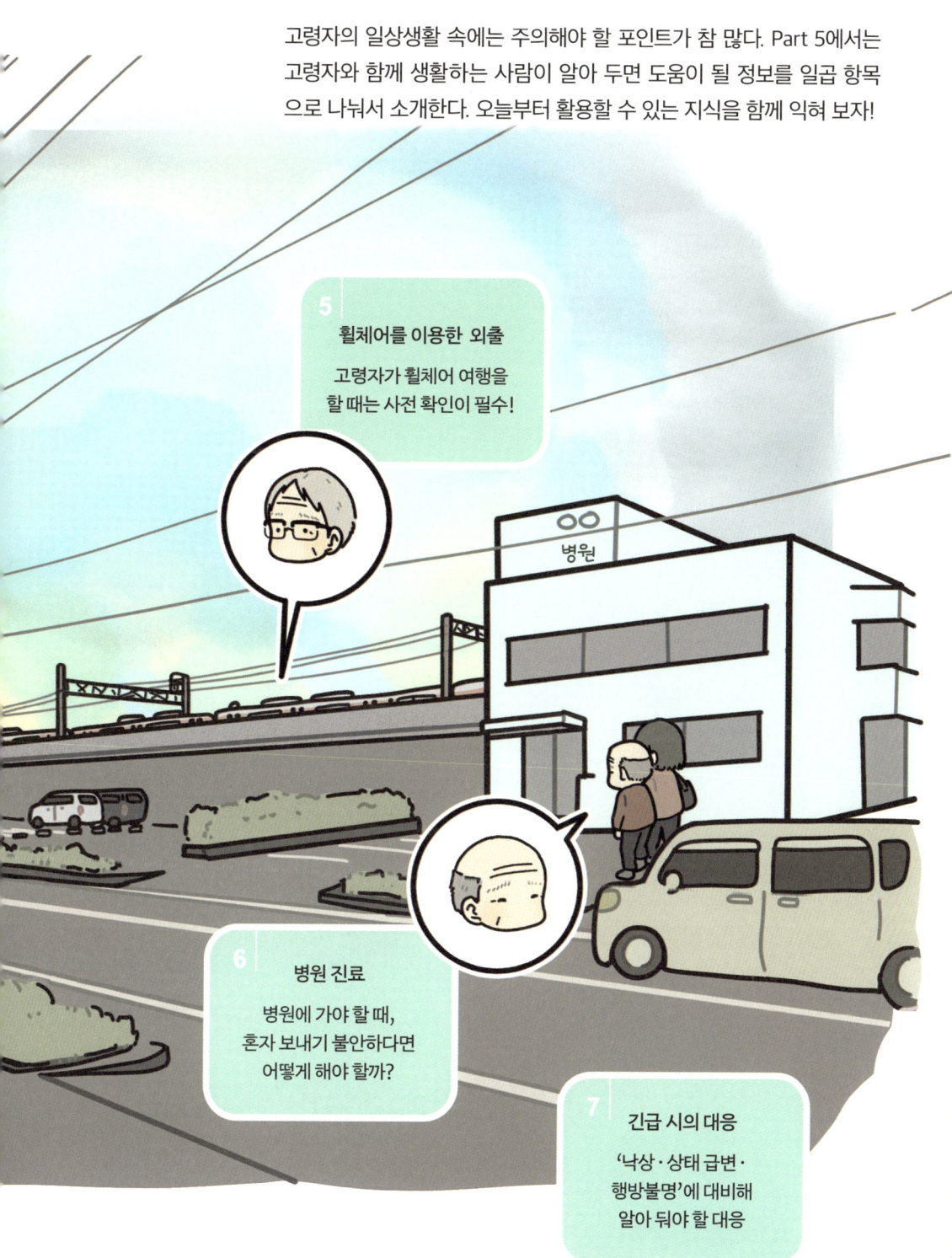

5 휠체어를 이용한 외출
고령자가 휠체어 여행을 할 때는 사전 확인이 필수!

병원

6 병원 진료
병원에 가야 할 때, 혼자 보내기 불안하다면 어떻게 해야 할까?

7 긴급 시의 대응
'낙상·상태 급변·행방불명'에 대비해 알아 둬야 할 대응

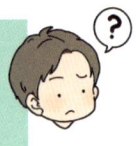

갑자기 퇴원하게 되었을 때도 당황하지 않기 위한 준비의 기본 3단계

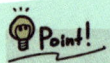

갑작스러운 퇴원 1

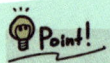

Point!

- 예상보다 일찍 퇴원하게 되는 경우가 많다
- 퇴원 후의 문제를 해결하기 위해 환경과 서비스를 정비하는 것이 중요하다

입원으로 체력이 약해졌다는 것을 고려한다

병원에서는 이런저런 사정으로 퇴원이 갑자기 결정될 때가 있다. 재활 치료나 퇴원 준비가 충분히 되어 있지 않은 상황에서 갑자기 퇴원이 결정되면 당황하는 사람도 많다.

본인이나 가족은 '퇴원 후에는 집에서 예전처럼 생활할 수 있을 거야'라고 생각하기 쉽다. '퇴원=건강해져서 집으로 돌아온다'라는 이미지 때문에 입원했을 때와는 환경이라든가 체력적인 부담이 달라진다는 사실을 고려하지 않는 경우가 대부분인 것이다.

그러나 **고작 며칠 입원했을 뿐이더라도 고령자의 체력은 크게 저하**된다. 이 점을 고려하면서 퇴원 후의 생활 변화를 머릿속에 그려 보자.

| Step 1 | 퇴원 후의 일과를 시뮬레이션 |

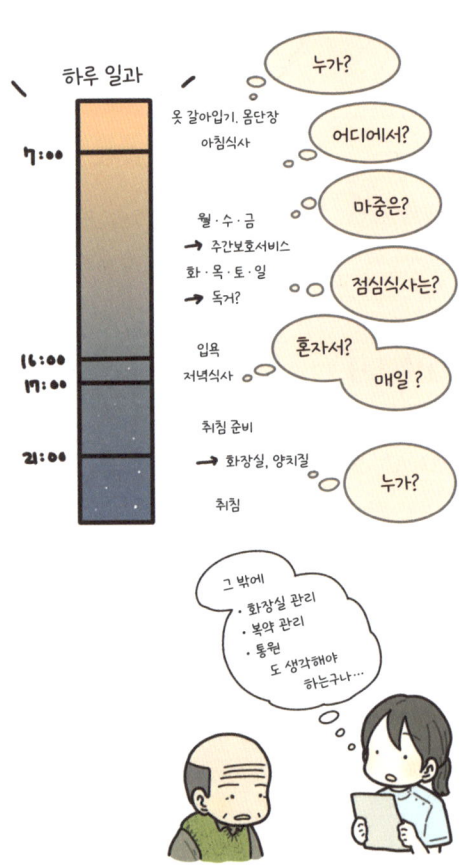

Step 2 | 현재의 상태와 비교해 필요한 부분을 찾아낸다

자택 환경 점검

- 청취
- 환경 평가

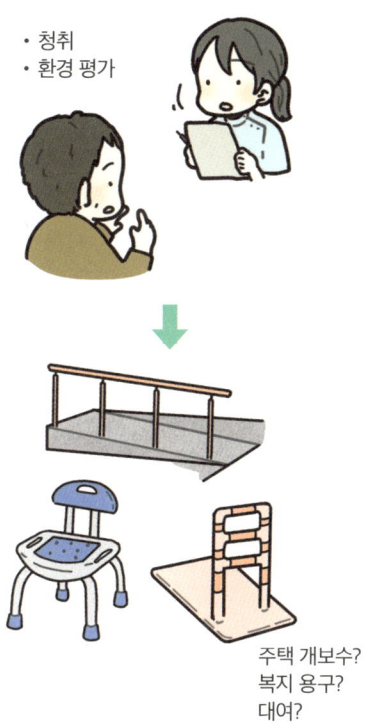

주택 개보수?
복지 용구?
대여?

동작 능력 확인

할 수 있는 것

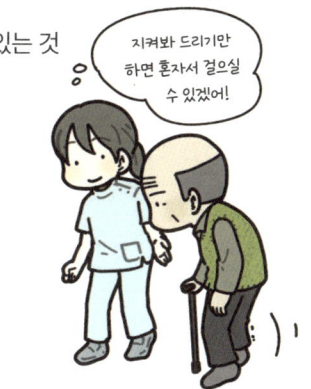

지켜봐 드리기만 하면 혼자서 걸으실 수 있겠어!

할 수 없는 것

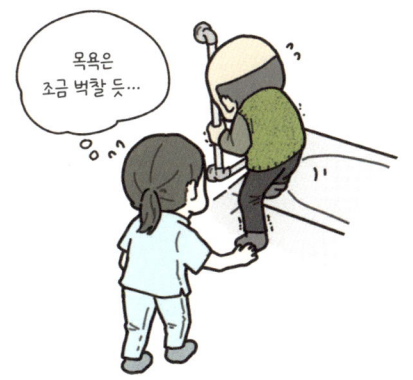

목욕은 조금 벅찰 듯…

Step 3 | 찾아낸 문제점을 전문가와 상담한다

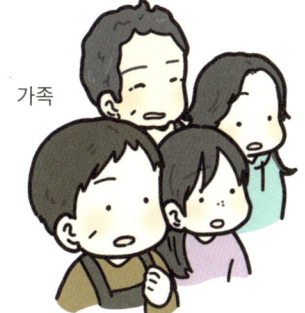

가족

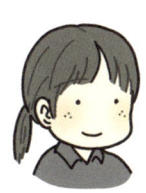

사회복지사

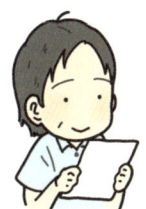

케어 매니저

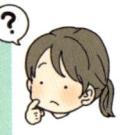

퇴원한 뒤 예전처럼
생활할 수 없는 경우와 그 대처법

 **Point!**

- 가족이 있는 시간·없는 시간에 '할 일', '하지 않는 일'을 정해 놓는다
- 혼자 있는 시간은 '어떻게 하면 할 수 있게 될까?'라는 관점에서 환경 정비·돌봄 서비스를 검토한다

무엇이 힘들지 검토하고 준비하자

'퇴원하면 예전처럼 생활할 수 있을 거야'라고 생각했는데 **'실제로 퇴원하니 전혀 몸을 움직일 수 없다', '혼자서는 생활이 어렵다'** 같은 상황이 벌어지는 경우가 많다. 입원 중의 체력 저하나 갑작스러운 환경 변화가 부담으로 작용해 뜻대로 생활하지 못하는 경우가 종종 있다.

곤란을 겪는 장면을 구체화한다

퇴원하고 나서 곤란을 겪기 전에, **'무엇이 힘들까?'**를 검토한 다음 **'어떻게 하면 할 수 있게 될까?'**라는 관점에서 미리 준비해 놓자. 가령 아침에는 가족이 있어서 식사하는 데 문제가 없지만 가족이 부재중인 낮에는 어떻게 할지 생각해 본다.

먼저 '가족이 있는 시간에 할 일'을 정해 놓는다. '입욕은 가족이 있을 때 한다' 같은 규칙을 정해 놓으면 서로 안심할 수 있다.

집에서 혼자 있을 때 걱정되는 점을 나열하고 '어떤 상황에 어떤 도움이 필요한지' 대처법을 준비하자. **구체적으로 어떤 서비스를 얼마나 사용할 수 있는지는 장기요양등급에 따라 달라진다.** 아직 장기요양등급 인증을 받지 않은 사람도 퇴원 일정이 잡힌 시점에 의사나 사회복지사와 의논해 입원 중이나 퇴원 직후에 신청할 수 있는지 확인한다..

담당 사회복지사가 정해졌을 경우에는 퇴원 후 생활에 관해 구체적으로 이야기를 나눌 수 있다.

【혼자서도 생활하는 데 곤란을 겪지 않기 위한 방법】

화장실의 개보수

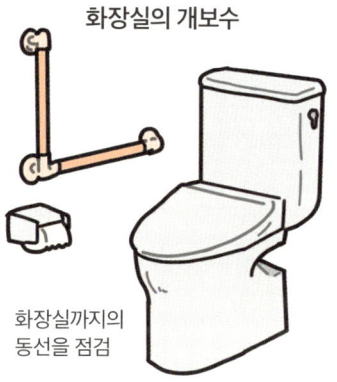

화장실까지의
동선을 점검

점심밥

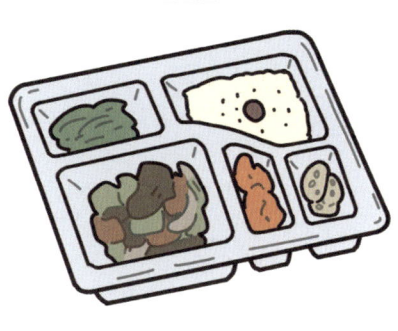

배식 서비스 이용

혼자 있는 시간에 해야 할 일을 머릿속에 그리고 '어떻게 해야 혼자서도 안전하게 할 수 있을까?'를 깊이 생각하면 필요한 환경 조정과 돌봄 서비스가 보인다.

조언 한마디
어떤 상황이 어떻게
걱정되는지 생각한 다음
필요한 환경 조정 · 서비스로
연결시키자!

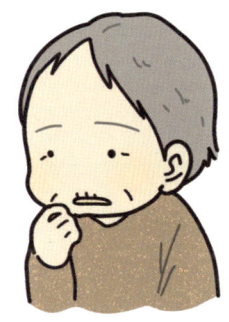

욕실

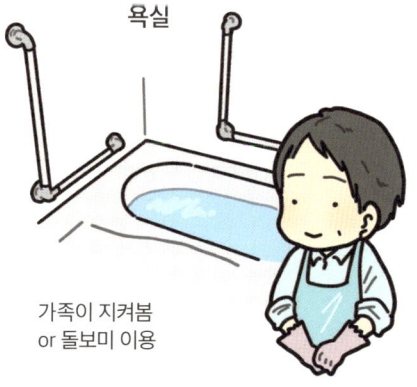

가족이 지켜봄
or 돌보미 이용

주간보호시설 이용

가족이 외출하는 날만
서비스를 이용한다

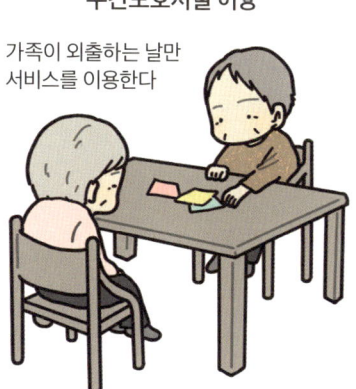

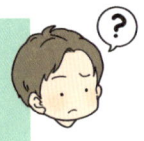

'잠깐 슈퍼마켓에'에 숨어 있는 위험

Point!

- 병에 걸리기 전에는 당연하게 할 수 있었던 것도 퇴원 직후에는 크게 위험해질 수 있다
- 장을 보러 갈 때는 거리 문제 외에 환경·운동 부하 등도 고려한다

퇴원 직후나 병이 나은 직후에 이동할 때는 이 점에 주의한다

지금까지 일상적으로 이용했던 집 근처 슈퍼마켓을 '걸어서 20분 거리밖에 안 되니까 괜찮아'라고 안일하게 생각하고 있지는 않은가? 퇴원 직후나 병이 갓 나은 시기에는 간과하기 쉬운 위험한 포인트가 다수 존재한다.

그렇다면 구체적으로 무엇이 힘들어질까?

'슈퍼마켓까지 걸어서 장을 보고 오는' 행동을 분리해서 생각해 보자. '걸어서 20분 거리에 있는 슈퍼마켓'이라도 집에서 왕복하는 시간과 장을 보는 시간을 합치면 1시간 이상이 걸릴 수 있다. 또한 건강할 때와 체력이 떨어졌을 때는 걷는 속도가 생각보다 더 크게 달라진다. 거리뿐만 아니라 체력도 염두에 두고 여유 있게 계획을 짜자.

쉬운 단계부터 시작하자

퇴원 후 변화를 고려하면서 대책을 세우지 않는 바람에 큰 고생을 하고 나서 '장을 보러 가는 건 이제 무리구나' 하고 포기해 버리는 사람이 많다. 외출을 즐거움으로 여겼던 사람이 외출을 포기하고 두문불출하게 되는 것은 참으로 안타까운 일이다.

그렇게 되지 않으려면 처음에는 장을 보지 않고 그저 슈퍼마켓과 집 사이를 걸어서 왕복해 본다거나 무거운 상품은 배달 서비스를 이용한다거나 가족에게 부탁하는 등, 현재 상태에 맞춰서 방법을 궁리해 보자.

【장을 보러 갈 때의 방법】

휴식 장소

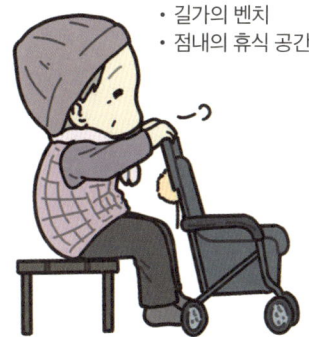

- 길가의 벤치
- 점내의 휴식 공간

구입한 물건을 들고 걷지 않는다

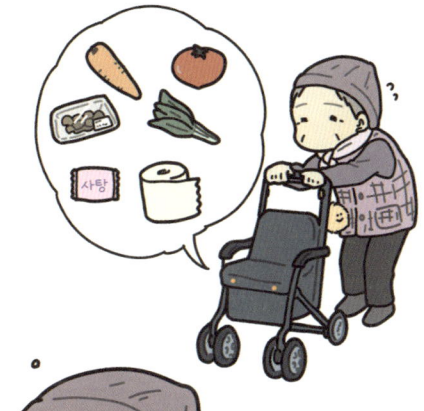

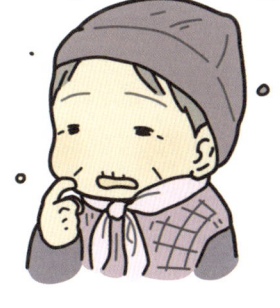

조언 한마디

어떤 위험이 있고
어떤 대책을 세울 수 있을지
생각하자!

시간대

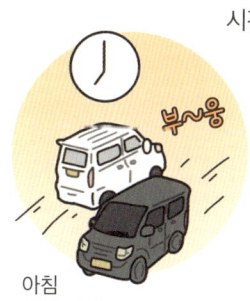

아침
출근 시간
도로 상황

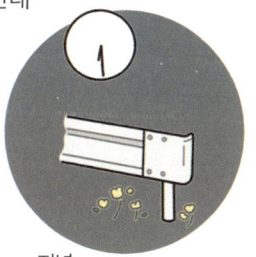

저녁
캄캄함

점내에서의 보행

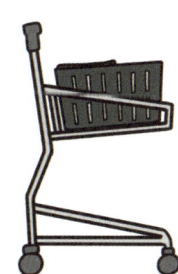

걸어서 20분 정도 거리의 가게라도 '가는 데 20분, 점내 이동에 30분, 올 때는 짐을 들고 20분'과 같이 분리해서 생각해 보면 체력이 떨어진 상태에서는 힘든 일이라는 것을 짐작할 수 있다. 이 점을 이해하면서 필요한 대책을 세우는 것이 중요하다.

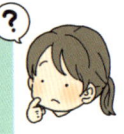

관혼상제 등의 이벤트에 갈 때는 이 점을 확인!

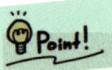

- 관혼상제 등의 이벤트에 갈 때는 사전에 이벤트 장소의 정보를 수집하는 것이 중요하다
- 이벤트 장소에 부탁할 것과 당사자 측에서 준비할 것으로 나눠서 대책을 세우자

중요한 이벤트를 포기하지 않기 위해

친척이나 가족의 관혼상제 등 중요한 이벤트를 위해 외출해야 할 때가 있다. "이제는 늙어서 무리야…"라며 포기하는 사람도 많지만, 사전 준비를 잘하면 어려움 없이 참가할 수 있다.

여기에서는 자주 볼 수 있는 실패 사례에 근거해 고령자가 참가할 때 사전에 확인해야 할 포인트를 소개하겠다.

소중한 사람의 중요한 이벤트에 참가하기 위해 지금 가능한 방법을 함께 찾아 보자. 이벤트에 참가하는 것에 대한 막연한 불안감을 분석해 보면 '장소·시간을 모르겠다', '주위에 폐를 끼친다' 등이 먼저 머릿속에 떠오른다. 그 밖에도 고령자 대부분은 169쪽 일러스트와 같은 것을 힘들다고 느낀다. 어쩌면 힘들게 느끼는 것이 많아서 참가를 주저하는 사람도 있을지 모르는데, 그런 것들은 전부 사전 확인과 대책을 통해 해결할 수 있다.

참가한 것이 평생의 추억이 된다

'손자의 결혼식에 참가하기 위해 열심히 재활 치료를 받는다' 등, 많은 고령자가 소중한 가족의 중요한 이벤트를 목표로 재활 치료에 힘쓴다. '열심히 재활 치료를 받아서 가기를 잘했어'라고 생각하도록 주위에서 돕는 것이 중요하다.

사전에 고령자의 참여 사실을 이벤트 장소에 알리면 당일의 온도 조절이나 필요한 지원 등을 배려해 주는 경우도 있다.

【고령자에게 힘든 것】

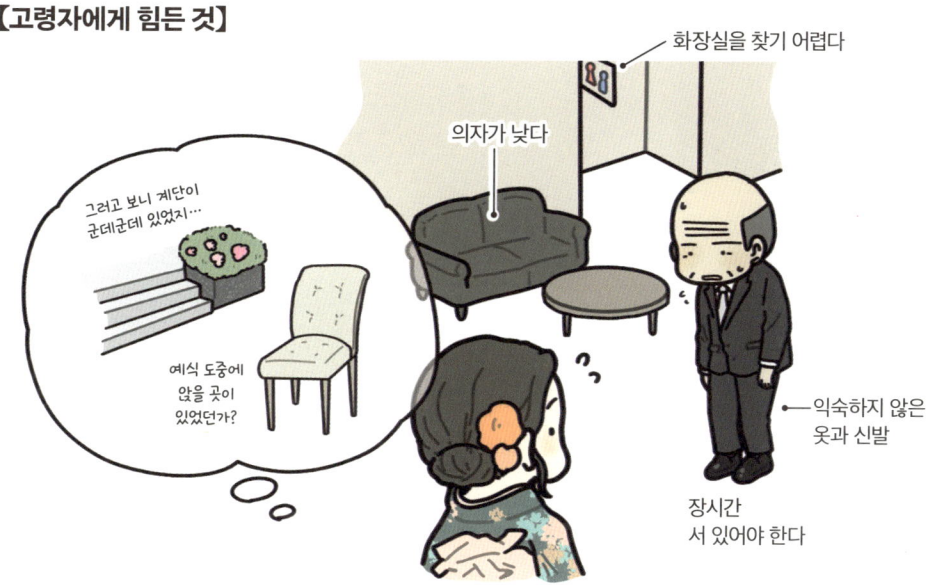

화장실을 찾기 어렵다

의자가 낮다

그러고 보니 계단이 군데군데 있었지…

예식 도중에 앉을 곳이 있었던가?

익숙하지 않은 옷과 신발

장시간 서 있어야 한다

【이벤트 전의 대책】

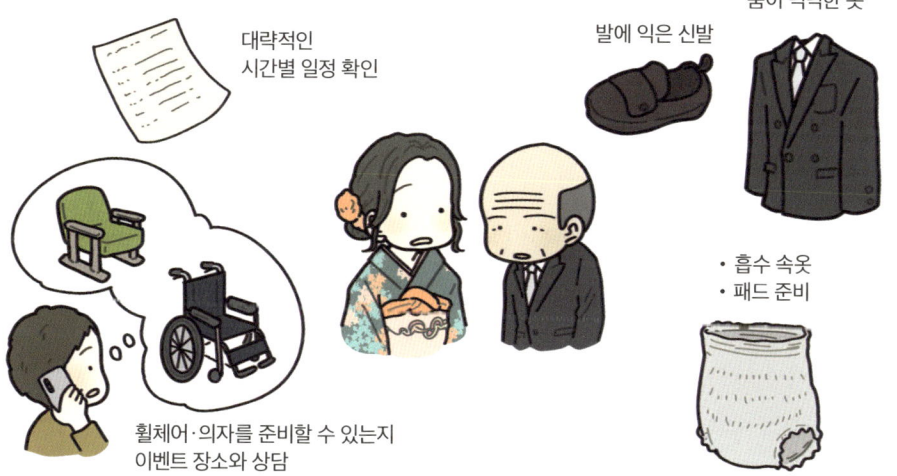

대략적인 시간별 일정 확인

발에 익은 신발

품이 넉넉한 옷

· 흡수 속옷
· 패드 준비

휠체어·의자를 준비할 수 있는지 이벤트 장소와 상담

조언 한마디

모르는 장소에 대한 불안감도 '무엇이 힘들고, 어떻게 하면 그것을 할 수 있을까?'를 정리하면서 생각하면 **필요한 대책이 보인다!**

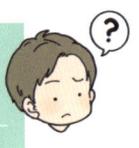

고령자가 휠체어 여행을 할 때는 사전 확인이 필수!

 Point!

- 공공 교통기관에서는 휠체어를 타고도 안전하게 승차할 수 있도록 여러 가지 서비스를 제공한다
- 목적지까지의 거리나 시간, 본인의 체력을 고려한 다음 최적의 이동 수단을 선택하자

안심하고 이용할 수 있는 서비스

어떤 공공 교통기관을 이용하든, 사전에 이용 의사를 해당 공공 교통기관에 전하면 원활한 이동이 가능하다. 시간적인 여유를 가지면서 이동하고 화장실은 승차 전에 해결해 두면 안심할 수 있다.

자동차로 이동할 수 있는 범위에서는 시니어 콜택시를 이용하는 방법도 추천한다. 돌봄 택시나 장애인 콜택시와 혼동하는 사람도 많은데, 사용 용도나 보험 적용 여부 등의 차이가 있다. 돌봄 택시나 장애인 콜택시는 등록된 장기요양 수급자나 장애인만 주로 이용할 수 있으며, 사용 목적도 통원이나 최소한의 외출에 국한된다.

가족은 동석할 수 없는 반면, 시니어 콜택시는 사용 목적의 제한 없이 이용이 가능하기에 돌보미와 장을 보러 가거나 외출을 할 수도 있다(시니어 콜택시든 돌봄 택시든 지자체마다 운영 여부와 방법이 다르므로 확인해 볼 필요가 있다).

KTX

KTX와 ITX, 무궁화호에는 휠체어 지정석과 전동 휠체어 이용석이 있으므로 이곳을 예약한다. 보호자 없이 이동할 경우 열차 이용 전에 도우미를 신청할 수 있다. 차내에는 장애인 화장실이 설치되어 있다.

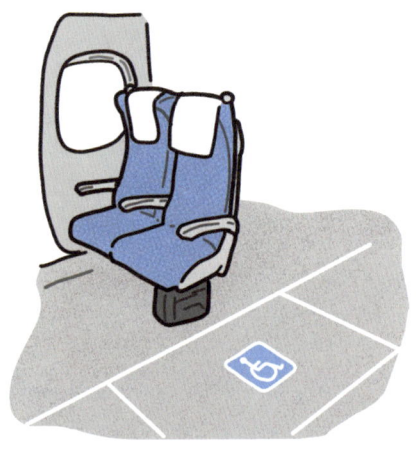

【안심하고 이용하기 위한 방법】

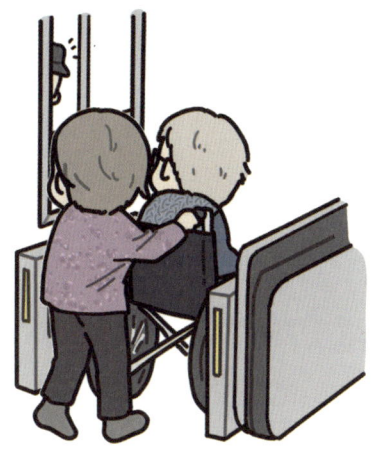

지하철

승차하기 전에 전화로 연락한다. 휠체어용 엘리베이터, 플랫폼 이동, 승하차 보조를 의뢰할 수 있다. 안전하게 승하차할 수 있도록 슬로프를 설치해 주니 하차 장소도 미리 알린다.

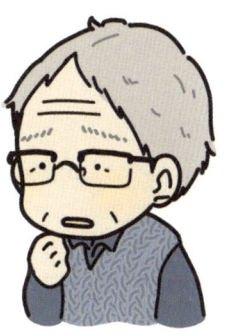

조언 한마디

최단 거리로 안전하게 이동하려면
사전에 공공 교통기관을 통해 예약하고,
자신의 페이스에 맞춰 쉬어 가면서
이동하려면 택시·승용차 이용을 추천한다.
**본인의 체력을 고려해서
준비하자!**

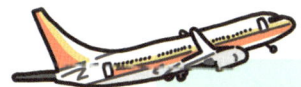
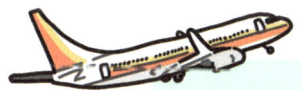

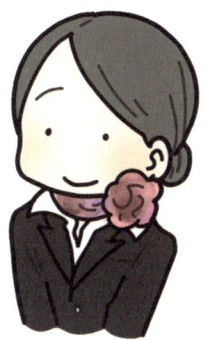

비행기

항공권을 예약할 때 휠체어를 탄 채로 이용할 것임을 미리 알린다.
- 휠체어의 형태(크기·무게·전동 휠체어일 경우는 배터리 등)
- 보행 능력 확인(탑승 시 보조 유무, 식사나 화장실, 좌석 주변의 조작 등)
- 좌석 요망(화장실과 가까운 위치, 넓이, 몸통 고정 벨트의 유무나 팔걸이
  의 가동성 등)
  보안 검사는 공항 직원이 도와주므로 안심할 수 있다.
  기내에는 기내용 휠체어가 준비되어 있으며, 휠체어용 화장실
  이 설치된 비행기도 있다.

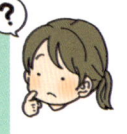

병원에 가야 할 때, 혼자 보내기는 불안하다면 어떻게 해야 할까?

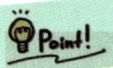

- 지원 필요·돌봄 필요에 따라 이용할 수 있는 서비스가 다르다
- 돌봄 서비스에 포함되어 있지 않은 내용(병원 내의 이동이나 대기 시간 등)도 사전에 상담한다

돌봄 서비스의 경우 요건을 확인한다

고령자는 누구나 많든 적든 병원에 가서 진료받을 일이 생긴다. 전처럼 '혼자 가도 충분해'라고 생각해도 예상보다 더 병원이 혼잡해 '예약을 했지만 하염없이 대기하거나', '인파에 치이거나 이동하느라 지쳐 버리는' 고생을 하는 경우가 많다.

가족이나 같이 병원에 가 줄 사람이 근처에 없다면, 돌보미나 돌봄 택시 같은 돌봄 서비스 이용을 제일 먼저 떠올릴 것이다. 그러나 돌봄 보험(장기요양보험)으로 받을 수 있는 서비스에는 세세한 규정이 있다.

통원 보조는 이동에 대한 지원이 중심이며, 병원 동행 서비스는 경우에 따라 요금이 발생할 수 있다. 돌봄 보험만으로는 원하는 서비스를 충분히 받지 못할 수 있으니 사전 확인이 필수다.

병원에 갈 때는 준비가 중요

병원에 가서 진찰받을 경우, 그 과정에는 '집에서의 준비', '병원까지의 이동', '병원에서의 이동과 대기 시간·병원비 결제' 등이 포함된다.

어떤 과정에 불안을 느끼느냐에 따라 이용할 수 있는 보조 서비스의 내용이 달라진다. 그 점도 염두에 두면서 안심하고 병원을 이용할 수 있도록 준비하는 것이 필요하다. 또한 처음 병원에 갈 때만큼은 가족과 함께 가는 것이 중요하다. 어떤 부분에 어떤 서비스가 필요한지 가족이 실감할 필요가 있다.

【장기요양보험으로 이용 가능한 서비스와 주의점】

돌봄 택시

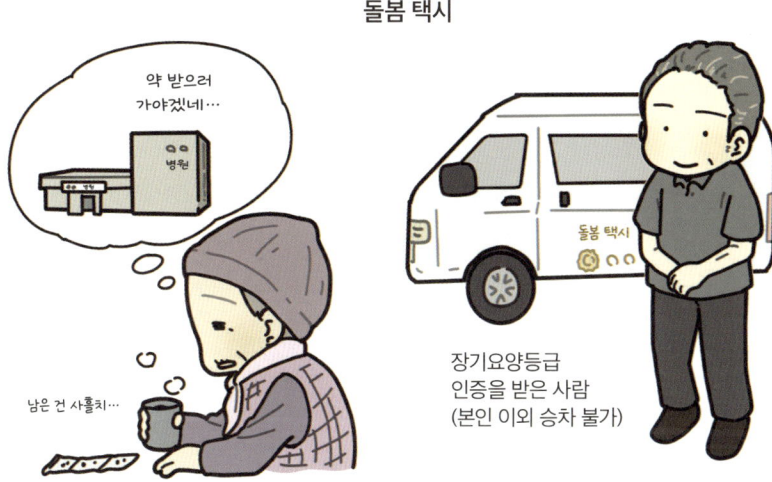

장기요양등급
인증을 받은 사람
(본인 이외 승차 불가)

돌봄 택시는 장기요양등급 1~4등급인 사람이 이용할 수 있으며, 원칙적으로 본인만 승차가 가능하다. 방문형 서비스는 장기요양등급이나 그보다 낮은 단계인 지원 필요 등급이냐에 따라 이용 내용이 달라서, 장기요양등급인 경우는 '신체 돌봄', '생활 지원', '통원 등 승하차 보조' 중 하나를 이용할 수 있다. 병원 내 보조는 대상에서 제외되기 때문에 케어 매니저와 상담하는 것이 중요하다.

방문형 서비스

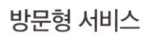

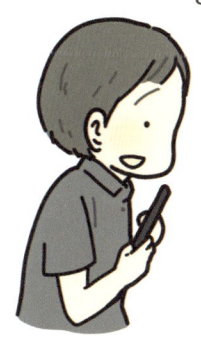

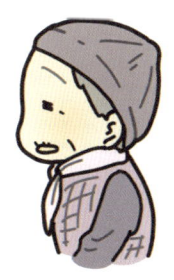

> ### 조언 한마디
> 현재의 신체 기능과
> 장기요양등급을 고려해서
> 정말 필요한 서비스를
> 파악하자!

- 지원 필요 인증 또는 장기요양보험 인증을 받은 사람
  (서비스의 내용이 다르다)
- 원내의 대기 시간, 이동 보조는 서비스 대상 외

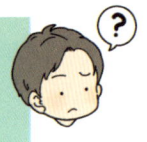

'낙상·상태 급변·행방불명'에 대비해 알아 둬야 할 대응법

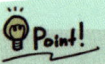

- 최초 발견자일 경우, 냉정하게 상황을 파악하고 즉시 주위에 도움을 요청한다
- 어떨 때 구급차를 요청하거나 경찰에 통보해야 할지 이해하고 원활히 대응할 수 있도록 준비해 놓는다

긴급 시의 대응이란?

고령자에게는 '이동하다 넘어졌다', '식사를 마친 뒤에 실신했다' 같은 갑작스러운 사고나 트러블이 종종 발생한다. 이런 상황과 맞닥뜨렸을 때, 제일 먼저 어떤 행동을 해야 할까?

의료·돌봄 현장에는 이럴 때를 대비한 규정이 정해져 있다. 또한 일반에는 기본 인명 구조술(BLS)이 알려져 있다. 기본적으로는 이 흐름을 머릿속에 넣어 두고 그대로 행동할 수 있도록 준비하는 것이 중요하다. 여기에서는 **고령자에게 특히 많은 '넘어짐·굴러떨어짐', '의식 소실·급변', '행방불명'의 대응법**을 설명하겠다.

발견부터 구체적인 대응까지

넘어졌거나 굴러떨어졌을 때는 안정시킨 다음 무리하게 움직이지 말고 의식 수준과 바이탈 사인을 확인한다. 도와줄 사람을 불러 안전한 장소로 옮긴 뒤 외상 유무 등을 확인하고 상황을 전한다.

입욕·식후에 많이 발생하는 의식 소실이나 급변 시에는 미주신경 반사나 배변성 실신을 의심하면서 의식 수준과 바이탈 사인을 확인한다. 사람들에게 도움을 청하고, 구급차를 요청한다. 반응이 없고 심정지가 의심된다면 AED/심폐 소생술을 실시하고 상황을 전한다.

방문지에서 고령자가 행방불명되었다는 것을 알았을 때는 먼저 가족이나 케어 매니저에게 연락하고 집의 상황을 확인한다.

【긴급 시의 대응】

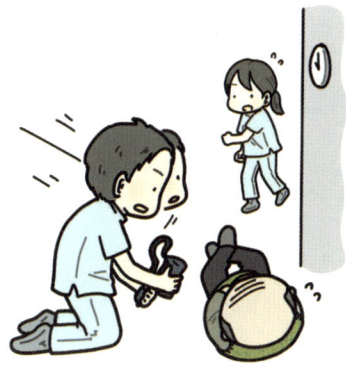

넘어짐·굴러떨어짐

무리하게 일으켜 세우는 것은 절대 금물!
① 넘어짐·굴러떨어짐의 발견: 바이탈 사인 확인, 말을 걸어서 의식 수준 확인
현장의 안전·다른 환자나 스태프에게 위험이 없는지도 확인
② 도움을 청한다: 명백한 변형이나 통증이 있을 경우 주위에 구급차를 불러 달라고 요청
필요할 경우는 안전한 장소로 이동(여러 명이서)
※ 의료·돌봄 시설 내일 경우는 간호사·의사에게 도움을 요청
③ 외상 유무와 상황을 파악·전달: 상처 입은 부위나 온몸의 상태 확인, 본인에게 상처를 입었을 때의 상황 등을 물어봄
④ 넘어짐·굴러떨어짐의 상황을 파악·전달: 의료 스태프나 구급 대원에게 발견 시각과 상황을 전달

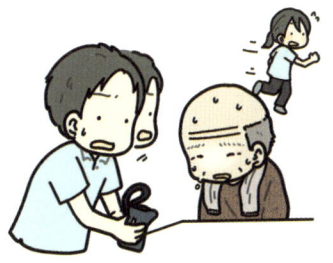

의식 소실·급변

① 급변 발견: 바이탈 사인 확인, 큰소리로 말을 걸어 의식 수준을 확인
현장의 안전·다른 환자나 스태프에게 위험이 없는지도 확인
② 도움을 청한다: 즉시 주위에 구급차를 불러 달라고 요청
반응이 없는 경우 필요에 따라 AED/심폐 소생술을 실시
※ 병원·돌봄 시설 내일 경우는 간호사·의사에게 도움을 요청
③ 상황 전달: 발견 시의 상황이나 온몸의 상태를 구급요원이나 의료 스태프에게 전한다

조언 한마디
당황하지 않도록,
**평소에 이미지
트레이닝을 해 두자!**

기타(행방불명)

① 가족·케어매니저·소속 상사에게 연락
② 자택 상황을 확인(현관 자물쇠나 창문 상태, 감시 카메라 등 유무, 거실 상태 등)
③ 평소에 착용하는 것(귀중품이나 의류, 신발 등)의 유무를 확인
마음에 짚이는 장소를 찾아봐도 발견되지 않은 경우 필요에 따라 경찰에게 알리고 수색을 의뢰한다. 고령일수록 사고를 당했거나 몸 상태가 악화되었을 위험이 높으니 즉시 보고·연락·상담을 실시하는 것이 중요하다.

Part 1 고령자의 몸에 관하여

좋은뼈.jp: 골다공증이란? https://iihone.jp/fear.html(2024/7/10열람)

인공관절닷컴: 관절의 통증 https://www.jinko-kansetsu.com/pain/knee/structure/index.html

이토 야요이 외: 굽은 등 고령자의 호흡 기능과 호흡 패턴 검토, 물리치료과학 22(3): 353-358, 2007 https://www.jstage.jst.go.jp/article/rika/22/3/22_3_353/_pdf(2024/7/10열람)

후지모토 신야 외: 체간과 물리치료. 물리치료—임상·연구·교육 20(1): 7-14, 2013 https://www.jstage.jst.go.jp/article/ptcse/20/1/20_7/_pdf(2024/7/10열람)

후쿠오 지쓰히토: 지역 거주 고령자의 노쇠와 신체 각 부위 근력의 관련성. 규슈대학 박사 논문, 2020 https://api.lib.kyushu-u.ac.jp/opac_download_md/4475135/design0282.pdf(2024/7/10열람)

e-헬스넷: QOL의 유지·향상에 중요한 근육은? https://kennet.mhlw.go.jp/information/information/exercise/s-04-002(2024/7/10열람)

다니모토 요시미 외: 일본인의 나이 변화에 따른 근육량의 특징, 노년의학회 잡지 47(1):52-57, 2010 https://www.jstage.jst.go.jp/article/geriatrics/47/1/47_1_52/_pdf(2024/7/10열람)

건강장수넷: 비사용 증후군, 2019 https://www.tyojyu.or.jp/net/byouki/rounensei/haiyo-shokogun.html(2024/7/10열람)

건강장수넷: 근감소증·노쇠 https://www.tyojyu.or.jp/net/byouki/frailty/index.html(2024/7/10열람)

건강장수넷: 언어 능력의 가령 변화, 2019 https://www.tyojyu.or.jp/net/kenkou-tyoju/rouka/gengonoryoku-kareihenka.html(2024/7/10열람)

건강장수넷: 숨참, 2019 https://www.tyojyu.or.jp/net/byouki/rounensei/ikigire.html(2024/7/10열람)

건강장수넷: 탈수증, 2019 https://www.tyojyu.or.jp/net/byouki/rounensei/dassui.html(2024/7/10열람)

다케카와 히데히로 외: 신경내과에서 보는 가령 변화, Dokkyo Journal of Medical Sciences 35(3):203-208, 2008 https://dmu.repo.nii.ac.jp/records/737 (2024/7/10열람)

기타카와 고지: 노년기의 감각 기능 저하—일상생활에 끼치는 영향. 고마자와대학 심리학 논집(KARP) 6:53-59, 2004 http://repo.komazawa-u.ac.jp/opac/repository/all/17441/karp006-06.pdf(2024/7/10열람)

이마이 도미히로: 고령자의 말초 신경 장애. 노년의학회 잡지 52(3):191-199, 2015 https://www.jpn-geriat-soc.or.jp/publications/other/pdf/review_article_52_3_191.pdf(2024/7/10열람)

국립장수의료연구센터: 고령자의 식욕 저하에 관하여~나이를 먹으면 왜 식욕이 없어질까?~ https://www.ncgg.go.jp/hospital/navi/33.html(2024/7/10열람)

나이토 아쓰히코: 면역 계통의 노화와 만성 염증, 일본혈전지혈학회지 26(3):297-301, 2015 https://www.jstage.jst.go.jp/article/jjsth/26/3/26_297/_pdf/-char/ja(2024/7/10열람)

국립연구개발법인 국립암연구센터: 노화에 기인한 발암 메커니즘의 일부 해명. 암 발생 예방의 가능성을 암시, 2019 https://www.ncc.go.jp/jp/information/pr_release/2019/0905/index.html(2024/7/10열람) (원저: https://www.nature.com/articles/s41467-019-11760-2(2024/7/10열람))

이치무라 고이치로 외: 구조 변화의 관점에서 보는 신장의 노화, 특집: 신장 장애에 대한 노화의 관련성, 일본신장학회지 54(2):59-62, 2012 https://jsn.or.jp/journal/document/54_2/059-062.pdf(2024/7/10열람)

마에다 마사하루: 노인의 재활 치료, 제7판, 의학서원, 2008

야나기사와 겐: 물리치료학 골드 마스터 텍스트 5, 중추신경계 물리치료학 메디컬뷰사, 2009

아키시타 마사히로 외: 전부 이해되는 고령자의 몸과 병, 세이비도출판, 2021

Part 2 고령자의 동작에 관하여

정부 홍보 온라인: 단 한 번 넘어졌을 뿐인데 와상 생활을 하게 되기도. 낙상 사고가 일어나기 쉬운 곳은?, 2021 https://www.gov-online.go.jp/useful/article/202106/2.html(2024/7/10열람)

프랑스베드: 돌봄용 안전손잡이의 종류와 선택법의 포인트를 알기 쉽게 해설!, 2022 https://medical.francebed.co.jp/special/column/38_handrail.php(2027/7/10열람)

재단법인 테크노에이드협회: 복지용구 시리즈, Vol14 안전손잡이를 능숙하게 사용한다, https://www.techno-aids.or.jp/research/vol14.pdf(2024/7/10열람)

오가와 신야 외: 젊은이와 고령자의 자세 제어 능력—불안정판 위 및 안정된 지지면상에서의 비교—. 물리치료과학 24(1):81-85, 2009 https://www.jstage.jst.go.jp/article/rika/24/1/24_1_81/_pdf(2024/7/10열람)

미야자와 히로후미 외: 운동 전략에 착안한 슬링을 이용한 균형 연습의 효과, 물리치료-임상·연구·교육 19(1):19-22, 2012 https://www.jstage.jst.go.jp/article/ptcse/19/1/19_1_19/_pdf/-char/ja(2024/7/10열람)

오야 도시히사 외: 고령자의 두부 회선은 내란 자극이 되어 균형을 무너트리기 쉽다. 물리치료학 39(2): 57, 2012 https://www.jstage.jst.go.jp/article/cjpt/2011/0/2011_Ae0057/_pdf/-char/ja(2024/7/10열람)

마루야마 히토시: 고령자의 운동 능력과 보행. 물리치료과학 14(3):101-105, 1999 https://www.jstage.jst.go.jp/article/rika1996/14/3/14_3_101/_pdf/-char/ja(2024/7/10열람)

소비자청: 10월 10일은 '낙상 예방의 날', 고령자의 낙상 사고에 주의하자! —낙상 사고의 약 절반이 익숙한 자택에서 발생하고 있습니다—, 2020 https://www.caa.go.jp/policies/policy/consumer_safety/caution/caution_040/assets/consumer_safety_cms204_201008_01.pdf(2024/7/10열람)

내각부: 2010년도 고령자의 주택과 생활 환경에 관한 의식 조사 결과(전체판). 14 실외에서의 낙상 사고(Q37) https://www8.cao.go.jp/kourei/ishiki/h22/sougou/zentai/pdf/2-14.pdf(2024/7/10열람)

나카미치 마리코 외: 재활 치료용 약제 매니지먼트, 난잔도, 2021

Part 3 고령자에게 많은 병과 약에 관하여

겐타쓰넷: 고령자의 맥박은 어느 정도가 정상치일까?, 2023 https://www.mcsg.co.jp/kentatsu/kaigo/18201(2024/7/10열람)

Yui콜×돌봄: 고령자의 바이탈싸인의 유의점[정상치·이상치]은?, 2019 https://heiwa-net.ne.jp/care-nursecall/care/vital-signs/(2024/7/10열람)

하시모토 히로시: 고령자 진료의 기본, 고령자의 특징, 중외의학사, 2022 http://www.chugaiigaku.jp/upfile/browse/browse3973.pdf(2024/7/10열람)

American Stroke Association. F.A.S.T materials.: Stroke Symptoms https://www.stroke.org/en/about-stroke/stroke-symptoms-act-fast(2024/7/10열람)

후생노동성: 2021년도 돌봄 보수 개정을 향해(자립 지원·중도화 방지의 추진), 2020 https://www.mhlw.go.jp/content/12300000/000672514.pdf(2024/7/10열람)

골절넷: 골절의 원인과 예방 https://fracture-net.jp/cause.html(2024/7/10열람)

가나리 유미코 외: 낙상 대책을 통한 골절 예방의 과학적 근거, 일본위생학잡지 58(3): 347-356, 2003 https://www.jstage.jst.go.jp/article/jjh1946/58/3/58_3_347/_pdf(2024/7/10열람)

일본정형외과학회: 변형성 관절염, https://www.joa.or.jp/public/sick/condition/osteoarthritis.html(2024/7/10열람)

고토 기요미 외: 관절 류머티즘 환자에 대한 일상생활 동작의 평가와 지도~본 센터 작업요법실 조사에 따른 최근의 경향 ~. 임상류머티즘 24(4): 290-296, 2012 https://www.jstage.jst.go.jp/article/cra/24/4/24_290/_ pdf(2024/7/10열람)

다카하시 도시유키: 심부전 진료의 최전선-[I] 심부전의 역학과 병태 생리, 3.박출률 보존 심부전—병태 이해의 진보와 치료 에 대한 응용, 일본의학회 심포지엄 기록집 122:19-25, 2002 https://jams.med.or.jp/event/doc/122019. pdf(2024/7/10열람)

일본 심장 재단: 고령자의 심부전, https://www.jhf.or.jp/check/heart_failure/03/(2024/7/10열람)

난치병 정보 센터: 파킨슨병(지정난치병6), https://www.nanbyou.or.jp/entry/169(2024/7/10열람)

지다 게이지: 파킨슨병과 넘어짐·굴러떨어짐, 국립의료학회지 60(1):28-32, 2006 https://iryogakkai.jp/2006- 60-01/28-32.pdf(2024/7/10열람)

가사이 메구미 외: 파킨슨병 환자의 낙상 및 2차적 장애에 관한 대처와 궁리—낙상으로 인해 2차적 장애를 경험한 적 이 없는 환자의 이야기에서—, 의료간호연구지 18(1):53-62, 2021 https://www.juntendo.ac.jp/assets/ iryokangokenkyu18_1_06.pdf(2024/7/10열람)

다치바나 히사오: 고령 발병 파킨슨병의 진단과 치료, 일본의학회지 58(3):341-352, 2021 https://www.jstage.jst. go.jp/article/geriatrics/58/3/58_58.341/_pdf(2024/7/10열람)

약의 적정 사용 협의회: 파킨슨병의 치료와 약을 올바르게 이해하기 위해, 2020 https://www.rad-ar.or.jp/siori/ content/content_file/1305.pdf(2024/7/10열람)

국립 암 연구 센터: 과학적 근거에 입각한 암 리스크 평가와 암 예방 가이드라인의 제언에 관한 연구 '일본에서의 암의 원 인' https://epi.ncc.go.jp/can_prev/evaluation/2832.html(2024/7/10열람)

국립 암 연구 센터: 최신 암 통계, 2024 https://ganjoho.jp/reg_stat/statistics/stat/summary. html(2024/7/10열람)

당뇨병 정보 센터: 고령자와 당뇨병, 2021 https://dmic.ncgm.go.jp/general/about-dm/080/070/01. html(2024/7/10열람)

야나기사와 겐: 물리치료학 골드 마스터 텍스트 5, 중추신경계 물리치료학 메디컬뷰사, 2009

아키시타 마사히로 외: 전부 이해되는 고령자의 몸과 병. 세이비도출판, 2021

와카바야시 히데타카: PT·OT·ST를 위한 재활 치료 영양 제2판, 영양 케어가 재활 치료를 바꾼다, 이시야쿠출판, 2015

요시다 나오키 외: 유능한 테라피스트로 불리기 위해 3년차까지 알아 둬야 할 115가지, Gakken, 2021

나카미치 마리코 외: 재활 치료용 약제 매니지먼트, 난잔도, 2021

Part 4 고령자의 치매와 마음에 관하여

후생노동성 홈페이지: 정책 보고서. 치매를 이해한다, https://www.mhlw.go.jp/seisaku/19.html(2024/7/10 열람)

겐타쓰넷: 치매의 증상, https://www.mcsg.co.jp/kentatsu/dementia/symptoms(2024/7/10열람)

건강장수넷: 치매의 핵심 증상, 2019 https://www.tyojyu.or.jp/net/byouki/ninchishou/chukaku. html(2024/7/10열람)

건강장수넷: 치매의 동반 증상, 2019 https://www.tyojyu.or.jp/net/byouki/ninchishou/shuhen. html(2024/7/10열람)

후지세 노보루 외: 우울증과 치매의 관련에 관해, 정신신경학잡지 114(3):276-282, 2012 https://journal.jspn. or.jp/jspn/openpdf/1140030276.pdf(2024/7/10열람)

몬지 아키라: 우울증과 치매, 노년기치매연구회지 23(1):4-6, 2019 http://www.rouninken.jp/member/pdf/23_pdf/vol.23_02-23-03.pdf

치매넷: 치매로 인한 우울(억울) 상태~우울증과의 차이는?, https://info.ninchisho.net/symptom/s100#id2-4(2024/7/10열람)

다테노 아유무: 노년기의 우울증·억울 상태, 일본심신의학회지 60(4): 304-309, 2020 https://www.jstage.jst.go.jp/article/jjpm/60/4/60_304/_pdf(2024/7/10열람)

국립장수의료연구센터: 치매와 식변이 필요한 정신 질환, https://www.ncgg.go.jp/hospital/kenshu/kenshu/documents/2021018.pdf(2024/7/10열람)

가네코 고타 외: 요양 환경이 인지 이해력에 끼치는 영향에 관한 연구, 일본건축학회기술보고집 27(66):824-829, 2021 https://www.jstage.jst.go.jp/article/aijt/27/66/27_824/_pdf(2024/7/10열람)

하마사키 유코: 치매 고령자에 대한 환경 개입—이주한 곳에서 그 사람답게 살아가는 치매 환자의 사례 분석을 통해—. 나가사키국제대학논총 10:139-147, 2010 https://niu.repo.nii.ac.jp/records/794(2024/7/10열람)

후생노동성: 평균 수명과 건강 수명을 본다, https://www.mhlw.go.jp/content/10900000/000637189.pdf(2024/7/10열람)

이소야 가즈에 외: 거주 형태는 입원 중인 고령 환자의 억울 상태에 영향을 끼친다. 일본노년학회잡지 48(5):570-571, 2011 https://www.jstage.jst.go.jp/article/geriatrics/48/5/48_5_570/_pdf/-char/ja(2024/7/10열람)

나카미치 마리코 외: 재활 치료용 약제 매니지먼트, 난잔도, 2021

Part 5 고령자와의 생활에 관하여

JR 동일본: 신체가 부자유한 고객에게, https://www.jreast.co.jp/equipment/equipment_1/wheelchair/(2024/7/10열람)

배리어프리-여행.com: 이것으로 해결! 알아 둬야 할 휠체어 여행의 이동에 관한 노하우를 알려드립니다!, 2022 https://barrierfree.t-life.co.jp/navi/2129(2024/7/10열람)

ANA: 보행이 부자유한 고객, https://www.ana.co.jp/ja/jp/guide/flight_service_info/assist/walking/(2024/7/10열람)

JAL: 보행이 부자유한 고객, https://www.jal.co.jp/jalpri/support/walk.html(2024/7/10열람)

후생노동성: 방문 돌봄에서의 원내 보조의 취급에 관하여, 2010 https://www.mhlw.go.jp/stf/houdou/2r985200000063e0-img/2r985200000063fi.pdf(2024/7/10열람)

후생노동성: 각 돌봄 서비스에 관하여, 2017 https://www.mhlw.go.jp/content/12300000/000608309.pdf(2024/7/10열람)

일반재단법인 일본소생협의회: JRC 소생 가이드라인 2020, 의학서원, 2021 https://www.jrc-cpr.org/wp-content/uploads/2022/07/JRC_0017-0046_BLS.pdf(2024/7/10열람)

옮긴이

이지호

일본에서 통번역을 공부하고 번역가가 되었다. 과학과 기계, 스포츠, 서브컬처를 비롯해 세상의 다양한 취미 분야에 관심이 많으며 편견 없이 바라보려 애쓴다. 건축과 토목에도 관심이 있어 종종 여행의 테마로 삼는다. 옮긴 책으로 《유럽 명문 클럽의 뼈 때리는 축구 철학》, 《수학은 어렵지만 미적분은 알고 싶어》, 《과학은 어렵지만 양자역학은 알고 싶어》 등이 있다.

Irasuto de Wakaru Koureisha no Karada Zukan

©Kei, K. Nagashima 2024
First published in Japan 2024 by Gakken Inc., Tokyo
Korean translation rights arranged with Gakken Inc.
through Shinwon Agency Co., Ltd.

일러스트로 이해하는
고령자의 몸과 마음 돌봄 매뉴얼

1판 1쇄 인쇄 | 2026년 1월 15일
1판 1쇄 발행 | 2026년 1월 22일

지은이 kei · 나가시마 가호
옮긴이 이지호
감　수 이나가와 도시미쓰 · 윤종률
펴낸이 김기옥

실용본부장 박재성
실용팀 이소정
마케터 서지운
지원 고광현, 김형식

디자인 푸른나무 디자인
인쇄 · 제본 민언프린텍

펴낸곳 한스미디어(한즈미디어(주))
주소 121–839 서울시 마포구 양화로 11길 13(서교동, 강원빌딩 5층)
전화 02–707–0337 | **팩스** 02–707–0198 | **홈페이지** www.hansmedia.com
출판신고번호 제 313–2003–227호 | **신고일자** 2003년 6월 25일

ISBN 979–11–94777–91–5 13510